薬剤師必携

類似薬の選択
コンパクトブック

水田尚子　池田由紀

はじめに

　現在、多くの薬剤が存在し、医療現場で使用されています。近年、薬剤は、同種・同効でいわゆる類似薬である場合も多く、服薬指導や疑義照会において、特徴や違いなどの十分な知識が必要です。

　現場では様々な患者背景や場面があり、薬剤選択の意図を理解する際や服薬指導に苦慮することもあるかと思います。実際には多くの薬剤や病態の知識が必要ですが、先ずは多くの情報から重要なポイントに絞り整理することが大切と考えました。

　類似薬の選択は、患者さんに対する安心で安全な治療を提供するばかりでなく、医療コスト削減からも有用であると思います。

　本書は現場でよく使われる薬効群において、概略を理解しやすいように、適応、病態、特徴を図表も加えてわかりやすく解説しています。また、手軽に調べられるようにコンパクトにまとめているのも特徴です。

　処方薬が変わった時に、患者さんから「変更理由」や「なぜこの薬剤が選択されたのか」質問を受けたことはありませんか？　現場では、このように医師の説明が患者さんに理解できていない場面に遭遇することがあります。そんな時に情報を整理するツールとして本書を活用していただきたいと思います。

　新人薬剤師、調剤経験が浅い薬剤師、実務実習を受ける薬学生の方々が服薬指導や薬剤選択の意図を理解する際に、本書が少しでもお役に立てれば幸いです。

　最後に本書の出版にご尽力いただきましたTAC出版編集部の皆様に厚く感謝申し上げます。

　　　　　　　　　　　　　　　　　　　　　　　　　　　水田尚子

Contents

第1章 病原微生物に作用する薬剤

- 1-1 ペニシリン系薬 ………………………………………… 3
- 1-2 セフェム系薬 …………………………………………… 5
- 1-3 マクロライド系薬 ……………………………………… 7
- 1-4 ニューキノロン系薬 …………………………………… 9

第2章 免疫疾患・抗悪性腫瘍薬剤

- 2-1 免疫抑制薬 ……………………………………………… 14
- 2-2 代謝拮抗薬 ……………………………………………… 22
- 2-3 抗ホルモン剤 …………………………………………… 26
- 2-4 分子標的治療薬 ………………………………………… 30

第3章 炎症・痛み・発熱・アレルギーに作用する薬剤

- 3-1 炎症・痛みに作用する薬剤 …………………………… 41
  - 1 非ステロイド性抗炎症薬（NSAIDs）………… 41
  - 2 非ピリン系抗炎症薬（アセトアミノフェン）………… 45
  - 3 ステロイド …………………………………………… 47
- 3-2 抗ヒスタミン薬 ………………………………………… 51

第4章 代謝系に作用する薬剤

- 4-1 インスリン製剤 ………………………………………… 58
  - 1 超速効型インスリン製剤 ………………………… 58
  - 2 速効型インスリン製剤 …………………………… 58
  - 3 中間型インスリン製剤 …………………………… 59
  - 4 混合型インスリン製剤 …………………………… 59

- 5 持効型溶解インスリン製剤 …………………………… 60
- 4-2 経口糖尿病治療薬 ………………………………………… 62
  - 1 経口糖尿病治療薬 ……………………………………… 62
  - 2 ビグアナイド系薬剤 …………………………………… 65
  - 3 チアゾリジン系薬剤 …………………………………… 67
  - 4 スルホニル尿素（ＳＵ）薬 …………………………… 67
  - 5 速効型インスリン分泌促進薬 ………………………… 69
  - 6 ＤＰＰ－４阻害薬 ……………………………………… 70
  - 7 α－グルコシダーゼ（α－ＧＩ）阻害薬 …………… 73
  - 8 ＳＧＬＴ２阻害薬 ……………………………………… 76
- 4-3 脂質異常症に作用する薬剤 ……………………………… 80
  - 1 脂質異常症の治療薬 …………………………………… 80
  - 2 ＨＭＧ－ＣｏＡ還元酵素阻害薬（スタチン系）…… 82
  - 3 小腸コレステロールトランスポーター阻害薬 ……… 85
  - 4 フィブラート系薬 ……………………………………… 86
  - 5 ニコチン酸誘導体 ……………………………………… 88
  - 6 イコサペント酸（ＥＰＡ）…………………………… 89

第5章　内分泌系薬剤

- 5-1 骨粗しょう症治療薬 ……………………………………… 93

第6章　抗血栓薬剤

- 6-1 抗凝固薬 …………………………………………………… 101
- 6-2 抗血小板薬 ………………………………………………… 104
- コラム1　患者サイドに立った医療情報を探すには？ ………… 108

第7章 循環器系に作用する薬剤

- 7-1 カルシウム拮抗薬（Ca拮抗薬） ……………… 111
- 7-2 アンジオテンシンⅡ受容体拮抗薬（ＡＲＢ）……… 113
- 7-3 ＡＣＥ阻害薬 ………………………………… 117
- 7-4 利尿薬 ………………………………………… 122
- 7-5 β遮断薬 ……………………………………… 126
- コラム２　死亡原因について …………………… 130

第8章 呼吸器系に作用する薬剤

- 8-1 気管支喘息治療薬 …………………………… 132
- 8-2 慢性閉塞性肺疾患（ＣＯＰＤ）治療薬 ……… 142
- 8-3 鎮咳・去痰薬 ………………………………… 149
- 8-4 遷延性・慢性咳嗽治療薬 …………………… 152
- コラム３　予防接種について …………………… 154

第9章 消化器系に作用する薬剤

- 9-1 消化性潰瘍治療薬 …………………………… 156
- 9-2 便秘薬 ………………………………………… 165
- 9-3 下痢・整腸剤、止瀉剤 ……………………… 169
- 9-4 制吐剤（悪心・嘔吐）……………………… 173
- 9-5 鎮痙剤（腹痛）……………………………… 177
- 9-6 炎症性疾患治療薬 …………………………… 180

第10章 肝・胆・膵疾患の薬剤

- 10-1 肝機能改善薬・胆石溶解薬 ………………… 185

| 10 | ② 蛋白分解酵素阻害薬 …………………………………… | 188 |

コラム4　特定疾患治療研究事業(51)と難病医療費助成制度(54)… 190

第11章　神経系に作用する薬剤

- 11 ① 不眠症薬 …………………………………………………… 192
- 11 ② 抗不安薬 …………………………………………………… 201
- 11 ③ 統合失調症薬 ……………………………………………… 204
- 11 ④ うつ病治療薬 ……………………………………………… 212
- 11 ⑤ 抗てんかん薬 ……………………………………………… 218
- 11 ⑥ 抗パーキンソン病薬 ……………………………………… 226
- 11 ⑦ 抗認知症薬 ………………………………………………… 231

コラム5　認知症サポーターについて ………………………… 236

第12章　泌尿器系に作用する薬剤

- 12 ① 前立腺肥大治療薬 ………………………………………… 240
- 12 ② 過活動膀胱治療薬 ………………………………………… 244

第13章　眼科系に作用する薬剤

- 13 ① 緑内障治療薬 ……………………………………………… 248

第1章

病原微生物に作用する薬剤

病原微生物の主な症状

感染症

　感染症の原因となる微生物を病原微生物といいます。

　主な病原微生物には、細菌、ウィルス、真菌などがありますが、病原性細菌については、環状の二重鎖ＤＮＡと細胞壁があり、桿菌（円柱形）、球菌（球形）、スピロヘータ（ラ線形）の形態をとります。

　よく耳にする病原性細菌は、黄色ブドウ球菌、レンサ球菌、緑膿菌、腸球菌、インフルエンザ菌、マイコプラズマなどがあります。

　黄色ブドウ球菌は皮膚や消化管に常在し、様々な感染症の原因になります。レンサ球菌の中でも、肺炎球菌は肺炎や中耳炎、敗血症や髄膜炎の原因になります。腸球菌は尿路感染症や感染性心内膜炎の原因になります。インフルエンザ菌は人の上気道に常在する桿菌です。髄膜炎、肺炎、関節炎、中耳炎、気管支炎の原因になります。マイコプラズマはマイコプラズマ肺炎原因になり、激しい咳と発熱や頭痛の症状があります。

　本章では、よく処方されるペニシリン系薬、セフェム系薬、マクロライド系薬、ニューキノロン系薬について説明していきます。

1-1 ペニシリン系薬

特徴

- ペニシリン系薬は、β—ラクタム系の薬剤です。
- 構造式にβ—ラクタム環を持ち、細菌の細胞膜のペニシリン結合蛋白に作用して、細胞壁の合成を阻害することで殺菌します。

〈ポイント〉

- 主にグラム陽性球菌(レンサ球菌、大腸菌)に効果があります。
- 過敏症はあるが副作用が少ないといわれています。
- 安価な薬剤です。

〈副作用について〉

- 重大な副作用として、ショック、アナフィラキシー様症状が上げられます。
- 下痢、食欲不振、搔痒感、発疹、悪心、めまいなどがあります。

服用の中止

- ペニシリン過敏症が発現した場合は、服用を中止して、医師や薬剤師に相談するように指導しましょう。

〈禁忌・相互作用について〉

- ペニシリン過敏症、伝染性単核球症の患者には禁忌です。
- ワルファリンとの併用でワルファリン作用が増強します。
- 経口避妊薬との併用で経口避妊薬の作用が減弱します。

1-2 セフェム系薬

特徴

- セフェム系薬は、β－ラクタム系の薬剤です。構造式にβ－ラクタム環を持ち、細菌の細胞膜のペニシリン結合蛋白に作用して、細胞壁の合成を阻害することで殺菌します。
- ペニシリン系薬は、細菌の持つ酵素で分解され、アナフィラキシーを起こしやすいのですが、セフェム系薬は分解を受けにくく、アナフィラキシーも起こしにくく開発されました。
- 改良が進むと様々な細菌に作用し、他の系統の薬と比較しても安全性が高いことから使用する頻度は高くなっています。

〈ポイント〉

- ペニシリン系薬と同様に細菌細胞壁合成酵素を阻害し殺菌的に作用します。
- グラム陽性球菌、グラム陰性菌に効果があります。
- 抗菌スペクトラムにより第1～第4世代があります。

〈副作用について〉

- 重大な副作用として、ショック、アナフィラキシー様症状、急性腎不全、無顆粒球症、血小板減少、溶血性貧血、偽膜性大腸炎、皮膚粘膜眼症候群、中毒性表皮壊死症、劇症肝炎、横紋筋融解症が挙げられます。
- 下痢、腹痛、嘔気、掻痒感、発疹、蕁麻疹、悪心、めまいなどがあります。

服用の中止

- 発現した場合は、服用を中止して、医師や薬剤師に相談するように指導しましょう。

〈禁忌・相互作用について〉

- 過敏症の患者には禁忌です。

1-3 マクロライド系薬

特徴

- マクロライド系薬は、大環状ラクトン環を持ち、14員環系（エリスロマイシン）、15員環系（アジスロマイシン）、16員環系（ジョサマイシン）に分類されます。
- 14員環系、15員環系では、抗炎症作用、気道分泌抑制作用もあり、慢性呼吸器感染症にも有効です。
- 作用機序は、細菌の蛋白合成を阻害し、増殖を抑え静菌的に作用します。免疫を高める作用や気道の絨毛運動を活発にする作用もあるので、慢性の気管支炎や副鼻腔炎に少量を長期的に投与する場合もあります。
- 胃酸で分解され、吐き気、むかつきなどの症状が現れることがありますが、クラリスロマイシンは胃酸で分解されにくく、消化器症状が出にくいといわれています。
- ドライシロップは、苦味を防ぐためにコーティングしてあります。柑橘系のジュースやスポーツドリンク、乳酸飲料と服用すると強い苦味を感じますので注意が必要です。

〈ポイント〉

- 蛋白合成を阻害して、静菌的に作用します。
- グラム陽性菌、マイコプラズマ等に効果があります。
- マイコプラズマ肺炎などの呼吸器疾患に多く用いられます。
- 肺への移行性が高い薬剤です。

〈副作用について〉

- 重大な副作用として、ショック、アナフィラキシー様症状、急性腎不全、無顆粒球症、血小板減少、溶血性貧血、偽膜性大腸炎、皮膚粘膜眼症候群、中毒性表皮壊死症、劇症肝炎、肝機能障害、黄疸、横紋筋融解症、ＱＴ延長、心室性頻脈、などが挙げられます。
- 下痢、嘔気、掻痒感、軟便、発疹、蕁麻疹、悪心、めまいなどがあります。

服用の中止

発現した場合は、服用を中止して、医師や薬剤師に相談するように指導しましょう。

〈禁忌・相互作用について〉

- ワルファリン、シクロスポリン、ジゴキシンと併用すると、各薬剤の作用が増強します。
- 過敏症の患者には禁忌です。

1-4 ニューキノロン系薬

特徴

- キノロン系薬は、細菌のDNA合成に関わる酵素を阻害し、殺菌的に作用します。抗菌スペクトルが広く、ペニシリン系などの一般的な薬剤で効きにくい肺炎マイコプラズマ、肺炎クラミジアにも効果があります。

- キノロン系薬は、オールドキノロンとニューキノロンに構造上の違いによって分類されています。

- 一般的にFを含むものがニューキノロンで、オールドキノロンは現在ほとんど使用されていません。多くのニューキノロンは抗菌性や組織移行率により第1～第4世代に分類されます。

- 現在は、第3、4世代の薬剤が臨床では使用されるケースが多くなります。

- 呼吸器感染症の原因菌である肺炎球菌などに対して、肺への組織移行性が高く、優れた効果のあるレスピラトリーキノロンが主流となっています。

- ニューキノロン系薬は、広い抗菌スペクトルを持つため、安易に処方される傾向がありますが、耐性菌防止の観点からは、本当に必要な症例に使用することが肝要です。

- ニューキノロン薬を適正に使用するためには、対象となる組織への移行性や抗菌活性を勘案し、十分量の薬剤を投与します。世代によって使用できる感染症が限られていますのでこの点も注意しましょう。

> 〈ポイント〉
> - 幅広い細菌に効果があり、強い抗菌力を持ちます。
> - グラム陽性菌、グラム陰性菌等に効果があり様々な感染症に使用します。
> - レスピラトリーキノロンは気管支炎や肺炎など呼吸器疾患によく使用されます。
> - 抗菌スペクトルは、第1世代→第2世代→第3世代→第4世代の順で広くなっています。

代表的なキノロン系薬剤の分類と特徴

分類	世代	一般名	商品名	特徴
オールド	1	ナリジクス	ウイントマイロン	単純性尿路感染症 現在はほとんど使用していない。
ニュー	2	ノルフロキサシン	バクシダール	単純性尿路感染症
		オフロキサシン	タリビッド	尿路感染症、呼吸器感染症、感染性腸炎、非定型菌や緑膿菌にも有効
	3	トスフロキサシントシル	オゼックス	抗菌スペクトルが広く、適応症が多い。
		レボフロキサシン	クラビット	
	4	モキシフロキサシン	アベロックス	呼吸器感染症への作用強化し、適応症の種類が少ない。

疾患への使用

- 第2世代のノルフロキサシン、エノキサシン、ロメフロキサシンは、オールドキノロンと比較すれば抗菌スペクトルが広くなり組織移行性も高くなりましたが、尿路感染症以外の効果は低いため、尿

路感染症に用いられることが多いようです。
- オフロキサシン、シプロフロキサシン、プルリフロキサシンは、組織移行性が高いため、尿路感染症、呼吸器感染症、感染性腸炎に全身感染にも使用が可能です。
- 第3世代のレボフロキサシン、トスフロキサシントシルは、組織移行性がさらに向上し、グラム陽性菌に対する効果が加わり、多くの適応症があります。
- 第4世代のモキシフロキサシン、ガレノキサシンメシル、シタフロキサシンは、呼吸器感染症に対して高い効果があります。新しく開発された薬剤ですが、適応は呼吸器疾患が中心となります。

〈副作用について〉

- 重大な副作用として、ショック、アナフィラキシー様症状、急性腎不全、偽膜性大腸炎、皮膚粘膜眼症候群、中毒性表皮壊死症、横紋筋融解症などが挙げられます。
- 痙攣(けいれん)、光線過敏症、QT延長、腱障害、下痢、発疹、蕁麻疹、しびれ、めまいなどがあります。

服用の中止

- 発現した場合は、服用を中止して、医師や薬剤師に相談するように指導しましょう。
- ニューキノロン系薬はほとんどの薬剤が腎排泄のため、腎機能低下時には投与量や投与間隔の減少等の調整が必要です。
- 痙攣については、NSAIDsとの併用で発現頻度が高まりますので注意しましょう。
- 光線過敏症については、発現頻度は低くなっていますが、注意が必要です。
- QT延長については、モキシフロキサシンで発現する頻度が高く

なっています。
- 腱障害については、高齢者やステロイド投与者には特に注意し、腱に痛みが出た場合は服用を中止します。

〈禁忌・相互作用について〉

- ワルファリンと併用すると、各薬剤の作用が増強します。
- 過敏症の患者には禁忌です。
- アルミニウム、マグネシウム、鉄などを含む薬剤と同時に服用すると効果が低下します。
- 禁忌は各薬剤で異なります。

禁忌のケース

- モキシフロキサシンは、ＱＴ延長のある患者には禁忌です。
- 小児や妊婦への適応も安全性が確立されていないため禁忌になります。ただし、ノルフロキサシン、トスフロキサシントシルは小児用製剤が存在します。
- アルミニウム、マグネシウム、鉄などを含む薬剤と同時に服用すると効果が低下しますので、服用時間を１～２時間程度あけるとよいでしょう。

第2章

免疫疾患・抗悪性腫瘍薬剤

2-① 免疫抑制薬

特徴

　代表的な免疫疾患には関節リウマチがあります。免疫の異常によって滑膜の炎症が慢性化、増殖、肥厚し、滑膜が関節の破壊を起こします。

　発症の原因は明確になっていませんが、遺伝的因子と環境的要因が関係していると考えられています。

　日本国内では、約70万人の患者が存在し、特に40歳代の女性に多く発症します。

　手指の関節から病変が始まり、炎症が進むと関節の周囲の軟骨や骨が破壊されて、手指の変形、朝のこわばりが見られます。さらに症状が進むと日常生活を送れないほどになります。

　症状の緩和、QOLの維持を目的に治療を行いますが、抗リウマチ薬は、免疫の異常を抑えることで関節の腫れや痛みなどの症状を改善します。

　内服の抗リウマチ薬は疾患修飾性抗リウマチ薬（DMARDs）と呼ばれ、異常な免疫機能を正常化する免疫調節薬と免疫を抑制する免疫抑制薬に分類されます。

　抗リウマチ薬は、ステロイドや非ステロイド性抗炎症薬のように即効性はないため、効果が発現するまで2～3ヶ月間を要することが多いので、用法用量を守り、根気よく服用を継続してもらう必要があります。

　3ヶ月を経過しても効果が不十分な場合は、治療方針を再考することも必要になります。効果には、個体差によって変動するため、増量や併用薬の検討も考えていきます。

抗リウマチ薬の分類

抗リウマチ薬には、4種類の薬剤があります。

① 疾患修飾性抗リウマチ薬（DMARDs）
- **剤形**：主に内服。
- **特徴**：効果に個体差がある。効果発現まで2～3ヶ月を要する。コントロール不能になることがある。副作用として皮疹、消化器症状、腎機能障害、血液障害等。

② 非ステロイド性抗炎症薬（NSAIDs）
- **剤形**：内服、シップ、坐剤等。
- **特徴**：速やかな鎮痛効果。抗炎症は効果発現には1～2週間程度必要。関節リウマチの進行や関節破壊には効果はない。副作用として、消化器症状、腎機能障害等。

③ ステロイド
- **剤形**：内服、外用等。
- **特徴**：強力な抗炎症作用と免疫抑制作用がある。

④ 生物学的製剤
- **剤形**：主に注射。
- **特徴**：サイトカインを選択的に抑制する。一部自己注射可能。費用が高く、効果と安全性、経済性を勘案しての投与が必要。副作用として、他の抗リウマチ薬よりは頻度が高く重篤。感染症が起こりやすい。

関節リウマチの病期の分類

関節リウマチの症状によって病期が分類されます。

① 初期・軽度

関節を包む滑膜に炎症が起こり、増殖し腫れ上がる。関節液が溜まり始めることで痛みやこわばり、熱感などを感じる。

② 中等

滑膜中の炎症性サイトカインや破骨細胞が活性化し軟骨が侵食される。筋肉の萎縮が始まる。

③ 高度

侵食や破壊が骨に進み、筋肉の萎縮が進む。関節稼動域が狭くなり変形が見られる。

④ 末期

骨破壊が進み、骨と骨がくっつく。関節はほぼ動かなくなるが、痛みは和らぐ。

〈ポイント〉

- 内服の抗リウマチ薬（DMARDs）は、免疫調節薬と免疫抑制薬に分類されます。
- 代表的な薬剤はメトトレキサートです。
- 関節リウマチは、早期に抗リウマチ薬を投与します。
- 病期、活動性の評価、副作用について定期的に確認します。
- 活動性の亢進や関節の破壊が進む場合、処方設計を変更します。
- 活動性の関節が少数以下の場合、関節局所にステロイド注入、症状が強い場合はステロイド全身投与等行います。

内服　疾患修飾性抗リウマチ薬（DMARDs）

- リウマチは原因不明の疾患であり、現在では、継続的なDMARDs服用によって、リウマチの活動性を制御する治療になります。
- したがって、完治は期待できず、腫れや痛みを継続的に緩和し、患者のQOLを維持することが目的になります。

分類

免疫調整薬と免疫抑制薬に分類されます。

- 免疫調整薬

様々な免疫細胞に作用し、過剰な免疫反応を調節する働きがあります。代表的な薬剤はブシラミン（リマチル）やサラゾスルファピリジン（アザルフィジン）です。

- 免疫抑制薬

免疫抑制作用が明らかな薬剤です。代表的な薬剤は、メトトレキサート（リウマトレックス）です。

〈メトトレキサートのポイント〉

- 高い有効率や継続率、優れた骨破壊進行抑制効果が認められています。
- アンカードラッグと呼ばれ、関節リウマチ治療の第一選択薬です。
- 週1～2回の服用の本剤を毎日服用することの無いように指導が重要です。

メトトレキサート

- メトトレキサートは、1週間で6～8mgと投与する用量に制限があります。
- 最大用量は1週間に16mgで、5日間の休薬が必要です。連日投与した場合は、骨髄抑制など重篤な副作用が発生します。

〈メトトレキサートの禁忌・相互作用〉

- 骨髄抑制、腎機能障害、胸水、腹水、肝機能障害患者には禁忌です。
- NSAIDs、SU剤、テトラサイクリン、クロラムフェニコール、フェニトイン、バルビツール酸誘導体、ペニシリン、プロベネシド、シプロフロキサシン等は併用注意です。

〈メトトレキサートの副作用〉

- 重篤な副作用として、肝機能障害、汎血球減少、急性腎不全などがあります。
- 投与量依存の代表的な副作用として、消化器症状、口内炎があります。

- 投与量依存的な副作用である消化器症状、口内炎を予防するために、葉酸を併用することがあります。
- 葉酸併用後、関節リウマチに対する治療効果が減弱する場合は葉酸を減量することもあります。

〈妊婦・授乳婦〉

- リウマチは女性に多い疾患のため、妊娠を希望する患者には特に慎重に投与を検討します。
- メトトレキサートは催奇形成の報告があり妊婦には禁忌です。

抗悪性腫瘍薬剤

- 抗悪性腫瘍治療は、外科的治療（手術）、放射線療法、薬物療法の3種類に分類されます。
- 抗悪性腫瘍薬が登場したのは、手術や放射線療法よりも後で1940年代のことです。現在、抗悪性腫瘍のがん化学療法は入院治療から外来通院治療へ移行しています。

抗悪性腫瘍のがん化学療法の分類

経口抗悪性腫瘍治療薬は多くの種類がありますが、使用頻度の高い、代謝拮抗薬、ホルモン剤、分子標的治療薬について説明します。

抗悪性腫瘍のがん化学療法は、術後補助療法と進行再発がんに対する治療に分類されます。

- 術後補助療法

手術で患部を除いた後の補助的治療になり、ターゲットとする病変がありません。根治が望める患者の治療です。

- 進行再発がん療法

ターゲットとなる病変が存在し、治療を継続して効果を評価する必要があります。延命目的の治療になります。

耐性

- 抗悪性治療薬は長く使用していると耐性ができて、効果が減弱してくる場合がありますが、治癒はしなくとも新薬を使っていくことで10年以上元気に過ごしている患者もいます。

副作用への対策

- 抗悪性治療薬で問題になるのは副作用です。従来の薬剤に比較して副作用が少ないといわれている分子標的薬剤にも副作用があります。

- 副作用のために薬剤量を減らせば十分な効果が得られません。副作用を軽減するための様々な工夫が試みられています。
- 抗悪性腫瘍薬は、細胞を傷つけたり、分裂を阻害して細胞を殺す作用を持っています。副作用が出るのは、この作用が正常細胞にも作用するからです。中でも影響を受けやすいのは、分裂や増殖の盛んな細胞の、造血幹細胞、消化管粘膜細胞、毛根細胞などです。
- 骨髄抑制が起きると白血球が減少し感染症にかかるリスクが高まります。
- 胃腸の粘膜細胞が影響を受けると吐き気、下痢、便秘が起こります。
- 毛根細胞が影響を受けると脱毛が起こります。
- これらの副作用は出現時期がほぼわかっていますので、副作用を緩和するための予防薬を投与します。
- 現在副作用対策は大きく進歩しています。特に吐き気や嘔吐に対する対策は著しいものがあり、制吐剤のガイドラインに従えば、吐き気・嘔吐に苦しむことはほとんどありません。
- 調査によると40～50％で普及しているにとどまっていますので、約半数の患者が吐き気止めを使用していることになります。
- 予想される副作用には対策を講じて、症状が起こらないようにしたり、軽減するなど、適切な治療を患者が受けられるような動きになっています。

分類	一般名	商品名	主な適応
代謝拮抗剤	テガフール・ギメラシル・オテラシルカリウム	ティーエスワン	胃がん術後補助 進行再発胃がん 非小細胞がん 頭頸部がん
	カペシタビン	ゼローダ	大腸がん術後補助、進行再発乳がん、進行再発胃がん、進行再発大腸がん
ホルモン剤	タモキシフェン	ノルバデックス	乳がん
	レトロゾール	フェマーラ	閉経後乳がん
	エキセメスタン	アロマシン	
	アナストロゾール	アリミデックス	
分子標的療薬	ゲフィチニブ	イレッサ	手術不能または再発非小細胞肺がん
	ソラフェニブ	ネクサバール	根治切除不能または転移性の腎細胞がん、切除不能な肝細胞がん
	イマチニブ	グリベック	慢性骨髄性白血病、KIT陽性消化管間質腫瘍、慢性好酸球白血病、フィアデルフィア染色体陽性急性リンパ性白血病

2 免疫抑制薬

2-2 代謝拮抗薬

> **特徴**
>
> ● 経口悪性腫瘍薬の中で、臨床現場で使用される頻度が高い薬剤です。
>
> ● 代表的な薬剤としては、テガフール・ギメラシル・オテラシルカリウム、カペシタビンなどがありますが、術後補助療法なのか、進行再発がん治療として使用されているか見極めることが重要です。
>
> ● 作用機序は、核酸合成を阻害することでがん細胞の分裂や増殖を抑制します。
>
> ● テガフール・ギメラシル・オテラシルカリウムは5-FUのプロドラッグであるテガフールにギメラシルとオテラシルカリウムを配合することで、5-FUの効果を高め、副作用を軽減しています。
>
> ● テガフールは、体内で徐々に5-FUという抗腫瘍作用のある成分に変換されます。
>
> ● ギメラシルは5-FUの分解を抑えて効果を持続、オテラシルカリウムは消化器症状を軽減する働きがあります。
>
> ● カペシタビンは、消化管から吸収され、肝臓で代謝活性物に代謝され抗腫瘍効果を発揮します。したがって、骨髄や消化管では活性代謝物にならずに腫瘍に高濃度の5-FUが届き、副作用を軽減します。

<ポイント>

- 術後補助療法なのか、進行再発がん治療かを見分けましょう。

代表的な適応症

	適応	治療目的	用法例／併用薬	投与期間
テガフール・ギメラシル・オテラシルカリウム	胃がん	術後補助	28日間連日投与後、14日間休薬	1年間
		進行再発	21日間連日投与後、14日間休薬 シスプラチン注：60mg/㎡をday 8に静注	病期進行まで
カペシタビン	乳がん	進行再発	カペシタビン1650mg/㎡、21日間連日投与後、7日間休薬	病期進行まで
		進行再発	カペシタビン1250mg/㎡、14日間連日投与後、7日間休薬、ラパチニブは1250mg/㎡、14日間連日投与	病期進行まで
	結腸・直腸がん	術後補助	カペシタビン1000mg/㎡、14日間連日投与後、7日間休薬、オキサリプラチンはday 1に130mg/㎡、投与	約6ヶ月間
		進行再発	カペシタビン1000mg/㎡、14日間連日投与後、7日間休薬、オキサリプラチンはday 1に130mg/㎡投与、ベバシズマブはday 1に7.5mg/kg投与	病期進行まで

<ポイント>

- 臨床では、テガフール・ギメラシル・オテラシルカリウム（ティーエスワン）は胃がんの術後補助療法、カペシタビン（ゼローダ）は乳がん・大腸がんの治療に多く用いられます。

〈禁忌・相互作用〉

- テガフール・ギメラシル・オテラシルカリウム（ティーエスワン）はフッ化ピリミジン系抗悪性腫瘍薬、フッ化ピリミジン系抗真菌薬フルシトシンと併用禁忌です。
- テガフール・ギメラシル・オテラシルカリウム（ティーエスワン）とカペシタビン（ゼローダ）は重篤な腎機能障害のある患者には禁忌です。

- フェニトインやワルファリンと併用では、血液中の濃度が上昇するので注意しましょう。

〈副作用〉

- 出現頻度が高い特徴的な副作用は薬剤によって異なります。
- テガフール・ギメラシル・オテラシルカリウム（ティーエスワン）は骨髄抑制。
- カペシタビン（ゼローダ）は手足症候群。

副作用の発現率

- 同じ主成分ですが、副作用の発現率は異なります。
- テガフール・ギメラシル・オテラシルカリウム（ティーエスワン）は、好中球減少、ヘモグロビン減少が他の薬剤と比較すると骨髄抑制の発現頻度が高いといえます。
- カペシタビン（ゼローダ）は手足症候群の発現率が高く、重篤なケースが他の薬剤と比較すると高くなっています。本症状は、減薬の原因になる副作用のひとつで、様々な対策が取られています。

　ビタミンB_6投与、尿素製剤については予防効果が認められなかったとの報告があります。

保湿が重要であることから、保湿剤として、白色ワセリン、ヘパリン類似物質含有剤を使用することが多くなっています。

　色素沈着が発生することもあるので、直射日光を避けるようにすることも説明するとよいでしょう。

〈妊婦・授乳婦〉
● 催奇形性があるので、妊婦には使用できません。

2-3 抗ホルモン剤

特徴

- ホルモンの影響で増殖する腫瘍に対して、ホルモンの働きを抑えることで腫瘍の増殖を抑制します。
- 乳がんの中にはエストロゲンとプロゲステロンにより腫瘍の増殖が促進されるものがあります。
- エストロゲン受容体陽性の乳がん組織に対して、エストロゲン受容体に競合的に結合し、抗エストロゲン作用を示し、悪性腫瘍の増殖を抑制します。
- タモキシフェンは閉経前、閉経後の乳がんに対して適応がありますが、アナストロゾール、エキセメスタン、レトロゾールなどのアロマターゼ阻害薬は閉経後の乳がんのみに適応があります。

〈ポイント〉

- 腫瘍増殖抑制が目的で直接細胞を傷害する作用はありません。
- タモキシフェンは閉経前後で使用ができます。
- アロマターゼ阻害薬は閉経前で適応はありません。

閉経前でのアロマターゼ阻害薬

- 閉経前では卵巣でエストロゲンが作られますが、エストロゲン受容体を介して乳がんの細胞が増殖します。
- 閉経後はアロマターゼの働きによってアンドロゲンからエストロゲンが生成されます。

アロマターゼ阻害薬はアロマターゼを阻害することで腫瘍の増殖に関わるエストロゲンの生成を抑制します。よって、アロマターゼ阻害薬は閉経前において効果は期待できません。

〈ポイント〉

閉経前、エストロゲンは卵巣から分泌されますが、閉経後は副腎から分泌されるアンドロゲンが、体内でエストロゲンに変換されます。よって、閉経前と、閉経後では使用する抗ホルモン剤が異なります。
- 閉経前　乳がん　→　タモキシフェン
- 閉経後　乳がん　→　アロマターゼ阻害薬

抗エストロゲン薬

〈基本的注意〉

- 子宮体がん、子宮肉腫、子宮内膜ポリープなどのリスクが高まるため、定期的な検査を受けることが必要です。

〈副作用〉

- 重大な副作用として、子宮体がん、子宮内膜症、血管閉塞があります。
- 一般的な副作用として、のぼせ、ほてり、潮紅、発汗などがあります。

〈相互作用〉

- ワルファリン併用で、ワルファリン作用を増強させます。
- パロキセチン併用で、タモキシフェン作用が減弱します。

〈妊婦・授乳婦〉

- 妊婦・授乳婦には禁忌です。

アロマターゼ阻害薬

〈基本的注意〉

- 閉経前には効果が期待できないため、閉経の有無の確認が必要です。
- 骨粗しょう症についてリスクが高いため定期的な検査を行います。

〈副作用〉

- 重大な副作用として骨粗しょう症を発症する場合があります。
- 筋肉痛、関節痛が起こることがあります。

- エストロゲンには、骨密度を維持する働きがあるため、アロマターゼ阻害薬によって骨粗しょう症にリスクが高まります。定期的に骨密度の測定を行うことが必要です。
- 筋肉痛や関節痛を発現することがありますが、数ヶ月で消失する場合が多いようです。

〈相互作用〉

- レトロゾールは、CYP2A6・3A4阻害薬で本剤の作用が増強、CYP3A4誘導薬との併用での本剤の作用が減弱します。

〈妊婦・授乳婦〉

- 妊婦、授乳婦には使用できません。

2-4 分子標的治療薬

特徴

分子標的治療薬は、悪性腫瘍に特有な分子生物学的特徴に対する分子を標的にした薬剤です。

〈ポイント〉

- がん細胞の増殖や転移に関する特定の分子に対し選択的に作用します。
- 小分子化合物とモノクローナル抗体などがあります。

■ モノクローナル抗体薬

薬剤の一例

一般名	標的分子	主な適応症
トラスツズマブ	HER2	乳がん
リツキシマブ	CD20	非ホジキンリンパ腫
トシリズマブ	抗IL-6受容体	キャッスルマン病

1. トラスツズマブ

〈ポイント〉

- ヒト上皮増殖因子受容体2型（HER2）に対するモノクローナル抗体です。
- HER2過剰発現が確認された転移性乳がんに適応があります。

〈副作用〉

- 重大な副作用として、心障害、間質性肺炎、肝機能障害等があります。
- その他、発熱、頭痛、めまい、悪心、筋肉痛、下痢等が起こることがあります。

〈相互作用〉

- アントラサイクリン系薬剤とは禁忌です。

2．リツキシマブ

〈ポイント〉

- Bリンパ球表面の分化抗原CD20に対するモノクローナル抗体です。
- CD20B細胞性非ホジキンリンパ腫に適応があります。

〈副作用〉

- 重大な副作用として、アナフィラキシー様症状、肺障害、心障害、肝機能障害等があります。
- その他、発熱、ほてり、悪心、頭痛、疼痛等が起こることがあります。

〈禁忌〉

- マウス蛋白由来製品に対して重篤な過敏症の患者は禁忌です。

3．トシリズマブ

〈ポイント〉

- 抗IL－6受容体抗体です。
- リンパ節の外科的切除の適応にならないキャッスルマン病に使用します。

〈副作用〉

- 重大な副作用として、骨髄抑制、間質性肺炎などがあります。
- その他、心障害、腸管穿孔などが起こることがあります。

小分子化合物

薬剤の一例

分類	一般名	商品名	標的分子	主な適応症
EGFRチロシンキナーゼ阻害薬	ゲフィチニブ	イレッサ	EGFR	非小細胞肺がん
	エルロチニブ	タルセバ		
チロシンキナーゼ阻害薬	ソラフェニブ	ネクサバール	VEGF受容体、PDGF受容体、Raf	肝細胞がん、腎細胞がん
	スニチニブ	スーテント	VEGF受容体、PDGF受容体、c-kit	消化管間質腫瘍、腎細胞がん

BCR-ABLチロシンキナーゼ阻害薬	イマチニブ	グリベック	Bcr-Abl、PDGF受容体、c-kit	慢性骨髄性白血病、消化管間質腫瘍、急性リンパ性白血病
	ダサチニブ	スプリセル	Bcr-Abl	慢性骨髄性白血病、急性リンパ性白血病
	ニロチニブ	タシグナ		慢性骨髄性白血病

1．EGFRチロシンキナーゼ阻害薬

〈作用機序〉

- EGFR細胞内のチロシンキナーゼ領域のアデノシン３リン酸（以下ATP）結合部位にATPと競合的に阻害することで、腫瘍の増殖を抑制します。
- エルロチニブはゲフィチニブより低用量でEGFRに対する阻害作用があります。

〈適応症〉

- ゲフィチニブは一次治療薬として使用します。
- エルロチニブは二次治療以降に使用可能です。
- エルロチニブは膵がんにも適応があります。

- ゲフィチニブはEGFR遺伝子変異陽性の手術不能、または、再発非小細胞肺がんに適応があります。
- エルロチニブは切除不能な再発・進行性で、ガン化学療法施行後に増悪した非小細胞肺がんに適応があります。
- 膵がんにおいては、ゲムシタビンとの併用のみ効果が認められています。

〈薬物動態〉

- エルロチニブは空腹時に服用します。

- エルロチニブは、食後ではAUCが空腹時に比較して約2倍になることから、食事1時間以上前または食後2時間以降に服用します。

〈副作用〉

- 重大な副作用として、急性肺障害、間質性肺炎、皮膚症状などがあります。
- その他、発疹、掻痒、下痢、嘔気、食欲不振が起こることがあります。

- 発疹等は、エルロチニブ（96.7％）のほうがゲフィチニブ（64.8％）より発現頻度が高いとの報告があります。
- 間質性肺炎では、エルロチニブ（5.8％）、ゲフィチニブ（5.3％）と同程度の発現率との報告があります。

〈相互作用〉

- 両薬剤ともにプロトンポンプ阻害薬やＨ２ブロッカーと併用すると作用が減弱します。
- 両薬剤ともにCYP３Ａ４誘導薬で本剤の作用が減弱、CYP３Ａ４阻害薬で本剤の作用が増強されます。
- ゲフィチニブは、ワルファリンとの併用でワルファリン作用が増強されます。

2. チロシンキナーゼ阻害薬

〈作用機序〉

- チロシンキナーゼのシグナル伝達の経路をターゲットにして遮断します。
- 腫瘍血管再生と腫瘍細胞の増殖抑制に効果を示します。

- 血管内皮増殖因子受容体（VEGFR-1 VEGFR-2 VEGFR-3）血小板由来増殖因子受容体（PDGFR-α、PDGFR-β）、幹細胞因子受容体（KIT）などのチロシンキナーゼを阻害します。

〈適応症〉

- ソラフェニブ、スニチニブは、腎細胞がんに適応があるが使用段階が異なります。
- スニチニブは一次治療の選択肢の一つになります。
- ソラフェニブは二次治療以降に使用されます。

- スニチニブはイマニチブ抵抗性の消化管間質腫瘍に適応があります。ソラフェニブは切除不能な肝細胞がんに適応があります。

〈薬物動態〉

- ソラフェニブは空腹時に服用します。

- ソラフェニブは高脂肪食直後に服用すると、AUCが空腹時に比較して29%低下します。
- 高脂肪食事をとった場合は、1時間以上前または食後2時間以降に服用します。

- 本例の高脂肪食とは、900kcal以上、脂肪含量50％以上とします。

〈副作用〉

- スニチニブは、骨髄抑制に注意しましょう。
- ソラフェニブは、手足症候群に注意しましょう。
- その他、食欲不振、肝機能障害、疲労感、下痢、高血圧などが起こることがあります。

- スニチニブは、好中球減少、血小板減少などの骨髄抑制の80％以上と発現頻度が高くなります。
- ソラフェニブは、手足症候群の中でも重篤にグレード3の発現率が9％以上と発現頻度が高くなります。
- 手足症候群は投与開始後6～9週間に発現することが多く、力のかかる部分は特に症状が強く出ます。

〈相互作用〉

- 両薬剤共にCYP3A4誘導薬で本剤の作用が減弱、CYP3A4阻害薬で本剤の作用が増強されます。
- ソラフェニブは、ワルファリンとの併用でワルファリン作用が増強されます。

3．BCR-ABLチロシンキナーゼ阻害薬

〈作用機序〉

- アデノシン3リン酸（以下ATP）と競合的に拮抗し、BCR-ABLチロシンキナーゼを阻害することで、BCR-ABL発現腫瘍の細胞死を誘導します。

- ニロチニブ、ダサチニブはイマチニブより選択性があり、BCR-ABL蛋白との結合が強力です。

〈適応症〉

- **イマチニブは消化管間質腫瘍（GIST）の標準治療薬になっています。**

- イマチニブは慢性骨髄性白血病、KIT陽性消化管間質腫瘍、フィラデルフィア染色体陽性急性リンパ性白血病、FIP1L1-PDGFRα陽性好酸球増多症、慢性好酸球性白血病に適応があります。
- ニロチニブは慢性期または移行期の慢性骨髄性白血病に適応があります。
- ダサチニブは慢性骨髄性白血病、フィラデルフィア染色体陽性急性リンパ性白血病に適応があります。

〈薬物動態〉

- **ニロチニブは空腹時に服用します。**

- ニロチニブは食事の1時間以上前または食後2時間以降に服用します。
- 食後30分間後に服用した場合、AUCは空腹時服用に比較すると1.32倍に増加した報告があります。

〈副作用〉

- イマチニブは、悪心に注意しましょう。
- ダサチニブは、胸水貯留に注意しましょう。
- ニロチニブは、肝機能障害に注意しましょう。
- その他、発疹、頭痛、嘔吐、発熱、悪心などが起こることがあります。

- ダサチニブの胸水貯留は、自覚症状として呼吸困難、乾性咳の症状が発現します。
  発現までの期間は、投与後5週間くらいが多いと報告されています。
- ニロチニブの肝機能障害については、AST／ALT、ビリルビンが上昇しますので、定期的な血液検査を実施します。

〈相互作用〉

- 3薬剤ともにCYP3A4誘導薬で本剤の作用が減弱、CYP3A4阻害薬で本剤の作用が増強されます。

第3章

炎症・痛み・発熱・アレルギーに作用する薬剤

炎症・痛み・発熱・アレルギーの主な症状

炎症

　炎症とは、外傷や熱傷などの物理的要因や、感染やアレルギーによって引き起こされる発赤・熱感・腫脹・疼痛・機能障害を特徴とする症候です。発赤や熱感は炎症部の血管が拡張することにより生じる血流増加が原因であり、腫脹・疼痛は血管透過性が亢進して浮腫ができたり、C線維を刺激することで内因性発痛物質が出現することで生じます。抗炎症薬は副腎皮質ステロイドと非ステロイド性抗炎症薬（NSAIDs）・非ピリン系抗炎症薬に分類されます。

抗炎症薬の作用機序

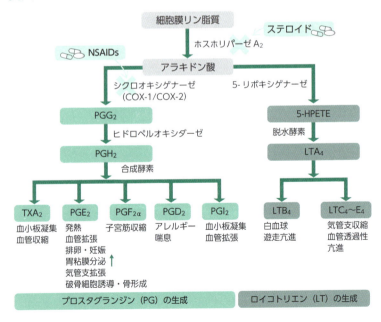

3-1 炎症・痛みに作用する薬剤

1 非ステロイド性抗炎症薬（NSAIDs）

特徴

- NSAIDsはシクロオキシゲナーゼ（COX）の働きを阻害することによって、発熱や痛みの原因となるプラスタグランジン（PG）合成を抑制します。
- NSAIDsは化学構造から酸性・塩基性・中性に分けられ、近年では消化性潰瘍や出血などの副作用が少ないCOX-2選択性の強いコキシブ系が注目されています。

分類			一般名	主な商品名
酸性	カルボン酸系	サリチル酸系	アセチルサリチル酸	アスピリン
		アントラニル系	メフェナム酸	ポンタール
	酢酸系	フェニル酢酸系	ジクロフェナクNa	ボルタレン
		インドール酢酸系	スリンダク	クリノリル
			インドメタシン	インダシン
		ピラノ酢酸系	エトドラク	ハイペン
	プロピオン酸系	フェニル系	イブプロフェン	ブルフェン
			ロキソプロフェンNa	ロキソニン
			ザルトプロフェン	ペオン等
		ナフタレン系	ナプロキセン	ナイキサン
	エノール酸	オキシカム系	ピロキシカム	フェルデン
			メロキシカム	モービック
			ロルノキシカム	ロルカム

塩基性			塩酸チアラミド	ソランタール
			塩酸チノリジン	ノンフラミン
			エピリゾール	メブロン
			エモルファゾン	ペントイル
中性	コキシブ系		セレコキシブ	セレコックス
			バルデコキシブ	ベクストラ（日本未発売）

〈ポイント〉

- アスピリン高用量＝解熱鎮痛作用、低用量＝抗血栓予防作用。
- 強い抗炎症・解熱鎮痛作用＝強い副作用（胃腸障害）
  フェニル酢酸系・インドール酢酸系＜プロピオン酸系＜ピラノ酢酸系
- オキシカム系は1日1回投与OK。慢性疾患疼痛に用いられます。
- 塩基性NSAIDsは抗炎症作用はありますが、解熱鎮痛作用が弱い。
- COX－2選択阻害作用＝強力な鎮痛効果があり胃腸系の副作用も少ない。
  コキシブ系（セレコックス）＞エトドラク・メロキシカム

同じ種類薬での使い分け　NSAIDs

- サリチル酸系（アスピリン）は投与量に応じて異なる薬効を示し、高用量では解熱鎮痛作用を有し、低用量では抗血栓予防作用を有します。
- アントラニル酸系（ポンタール）は鎮痛作用が強く術後疼痛に用いられることもあります。

- 従来のＮＳＡＩＤｓはＣＯＸ選択性がなく、ＣＯＸ－１阻害作用も持つため、抗炎症・解熱鎮痛作用強い分、胃腸障害等の副作用も強いと言われています。強さは「フェニル酢酸系・インドール酢酸系＜プロピオン酸系＜ピラノ酢酸系」となっています。
- オキシカム系は血中濃度が高く１日投与数が少ないので慢性疾患疼痛に用いられることが多いです。
- 塩基性ＮＳＡＩＤｓはＰＧ系に作用せずブラジキニンやリポキシゲナーゼの抑制や抗活性酵素作用により抗炎症作用を示すため解熱作用や疼痛作用は弱いと言われています。
- コキシブ系（セレコックス）はＣＯＸ－２選択阻害することから強力な鎮痛効果もあり、胃腸系の副作用が少ないのが特徴ですが、抗炎症作用は弱いと言われています。
- また、エトドラク（ハイペン）やメロキシカム（モービック）も比較的ＣＯＸ－２選択性が強いと言われています。

注意すべきＮＳＡＩＤｓの副作用

〈ポイント〉

- ＮＳＡＩＤｓのＣＯＸ－１阻害作用による胃腸障害に注意。
- ＮＳＡＩＤｓのＣＯＸ－２阻害による心血管リスクの増加に注意。
- ＮＳＡＩＤｓによる腎障害に注意。

- ＮＳＡＩＤｓの胃腸障害は、胃の上皮細胞でＣＯＸ－１を阻害することにより細胞保護作用効果を持つPGI_2やPGE_2などを減少させることによって起こります。
- 特に慢性関節リウマチや炎症性疾患等により長期にわたって服用する場合は潰瘍を起こしやすくなるので注意が必要です。
- 潰瘍既往歴にある患者には可能な限りＮＳＡＩＤｓの使用は中

止、もしくはＰＰＩやＨ$_2$ブロッカー・粘膜保護剤との併用、ＣＯＸ－２選択的阻害剤、アセトアミノフェン製剤への切り替えが必要となります。
- ＣＯＸ－２選択的阻害剤は心血管系における血管拡張や血小板凝集抑制作用と持つＰＧＩ$_2$を減少させることにより実質的にＴＸＡ$_2$作用を強め、血栓形成の危険を増加させることが報告されています。
- 海外で発売されていたロフェコシブやバルデコキシブは心血管イベントリスクを高めることが研究で示され、それぞれ2004年および2005年に市場から回収されました。
- セレコキシブ（セレコックス）は、現在でも販売が継続されているものの、心血管イベントリスクを有するために心筋梗塞や脳卒中への発生の注意（最も強い警告）が喚起されています。
- またＮＳＡＩＤｓは腎機能維持の役割を持つＰＧＥ$_2$を減少させることで腎障害を起こします。正常腎ではＰＧに関係なく腎血流量は維持されていますが、高齢者や腎機能低下患者は腎局所でＰＧ産生を高めることで血管を拡張させて腎血流量を維持しています。そのため高齢者や腎機能低下患者がＮＳＡＩＤｓを服用すると腎血流量低下が起こり、糸球体濾過機能低下による併用薬（炭酸リチウム・ジゴキシン等）の中毒症状や体内蛋白の減少による蛋白結合率の高い併用薬（ワルファリンカリウム・ＳＵ剤等）の副作用増強を引き起こします。

2 非ピリン系抗炎症薬（アセトアミノフェン）

特 徴

- 非ピリン系の解熱鎮痛剤（アセトアミノフェン）は、副作用が少なく比較的安全に使用できる薬剤として小児や高齢者などに多用され、多くの一般用医薬品にも含まれています。
- アセトアミノフェンの作用機序は不明とされていますが、視床下部や大脳皮質等の中枢に作用して解熱作用や鎮痛作用を示します。末梢でのCOX阻害作用が弱いため抗炎症作用はほとんどなく胃腸障害も少ないと言われています。

アセトアミノフェンの適応と用法用量

目的	用法	1回量	1日最大量
解熱	原則1日2回　頓用	300〜500mg	4000mg
鎮痛	4〜6時間あける	300〜1000mg	1500mg
小児領域	4〜6時間あける	10〜15mg/kg	60mg/kg

〈ポイント〉

- 小児の解熱鎮痛にはアセトアミノフェンが第一選択薬。
- 妊婦・授乳婦へも比較的安全に投与できます。
- 大量投与による肝毒性（アセトアミノフェン中毒）に注意。

小児への使用

- 小児の解熱に用いられる薬は「アセトアミノフェン」と「イブプロフェン」です。
- 以前はアスピリンが多く使用されていましたが、ライ症候群（脳

と肝臓が冒される病気）やインフルエンザ脳症との関連が懸念され、現在では使用が控えられています。
- アセトアミノフェンは投薬後30分ほどで効きはじめ、約2〜3時間後には最大効果が得られます。効果は4時間以上持続します。

妊婦・授乳婦への使用

- 妊婦や授乳婦へも比較的安全に投与できるのが「アセトアミノフェン」です。
- ＮＳＡＩＤｓは特に妊娠後期では血管収縮作用により子宮内で動脈管が閉鎖され胎児への血流循環の悪化や分娩遅延を起こす恐れがあるため禁忌となっていますが、アセトアミノフェンは催奇形性の報告はなく、短期間上用量での使用なら比較的安全だと言われています。また、乳汁中への移行も少なく胎児への危険性は少ないと言われています。

大量投与への注意

- 前記のように、ＮＳＡＩＤｓより安全性が高いため小児や高齢者、妊婦授乳婦にも使用される薬剤ですが、アセトアミノフェンは大量投与によって重篤な肝障害（アセトアミノフェン中毒）を起こすことがあるので注意が必要です。
- 身体に入ったアセトアミノフェンの約5％は、肝臓の代謝酵素ＣＹＰ２Ｅ１により代謝され、N-アセチルパラベンゾキノニミン（ＮＡＰＱＩ）になりますが、このＮＡＰＱＩに、非常に強力な肝臓毒性があります。
- 通常このＮＡＰＱＩはグルタチオンの作用により、無毒化され代謝されますが、大量のＮＡＰＱＩが産生されてグルタチオンの無毒化が追いつかない時と、何らかの理由でグルタチオンが欠乏している時には、ＮＡＰＱＩの異常な蓄積が起こり、肝臓細胞が壊死して、重篤な肝障害の引き金になります。

- アセトアミノフェンの肝障害は、基本的にはその量に依存して起こる現象なので投与量に注意が必要です。
- 救命治療の解毒薬としてアセチルシステイン内用液があります。

3 ステロイド

> **特徴**
> - 腎臓の上部にある副腎皮質で作られるホルモンのうち、糖質コルチコイドという成分を化学合成したものをステロイド剤といって、治療に用います。
> - 抗炎症作用が強く免疫抑制も有するため臨床適応は極めて多岐にわたり、湿疹・皮膚炎、喘息等アレルギーから膠原病・悪性腫瘍などの難治性疾患にまでに適応をもちます。
> - 主な成分として糖質コルチコイドあるいはその誘導体が含まれており、それぞれ作用持続時間及び強度が異なります。

ステロイドの種類	成分名	主な商品名	力価	半減期（h）
コルチゾール	ヒドロコルチゾン	コートリル	1.0	8〜12（短）
	コハク酸ヒドロコルチゾン	ソル・コーテフ		
		サクシゾン		
プレドニゾロン	プレドニゾロン	プレドニン	4.0	12〜36（中）
		プレドニゾロン		
	メチルプレドニゾロン	メドロール		
	コハク酸メチルプレドニゾロン	ソル・メドロール	5.0	24〜48
トリアムシノロン	トリアムシノロン	レダコート		
	トリアムシノロンアセトニド	ケナコルトA		

デキサメタゾン	デキサメタゾン	オルガドロン	25.0	36〜54（長）
		デカドロン		
ベタメタゾン	ベタメタゾン	リンデロン		

力価：ヒドロコルチゾンを1として

ステロイドの投与量等

● ステロイドは、それぞれの疾患によって投与する量や期間・剤形・投与法などが異なります

ステロイドの内服方法

〈ポイント〉

- 最初に必要十分量を投与。
- 中止するときは副作用防止のため漸減方法で。
- 日動変動に合わせて朝1回投与を推奨。
- アレルギー疾患や免疫学的疾患に対しては1日3回等分割投与。

● 最初に必要十分な量を服用します。
● 服用後2〜3週間経つと体内でステロイドを作っていた副腎機能が低下してしまうため、中止するときは副腎機能を徐々に復活させます。症状が再び現われるのを防ぐため、急にやめることはせず徐々に減らしていきます。（漸減方法）
● また、本来自己分泌される副腎からのコルチゾール分泌は朝に多く夕から夜にかけて低い日内変動を示すので、それに合わせて朝1回投与が推奨されています。
● ただし、リウマチ性の関節炎や血管炎などの免疫学的疾患に対してはステロイド剤の血液中濃度が下がったときに症状が悪化する恐れがあるため、通常、朝、昼、夕にわけて等分割投与します。

> 〈ポイント〉
>
> - 初期治療や重篤な症状の場合にはパルス療法を用います。

- ステロイドは免疫抑制剤に比較して効果発現が早いため、初期治療や症状が重篤で臓器障害がある場合などはステロイド剤を静脈より短期間（約3日間）で大量に注射する療法（パルス療法）を行います。
- 心臓や各臓器へ負担がかかる可能性などの問題もあり、感染症や消化性潰瘍がある場合は避けるべきとされていますが、大量にステロイド剤を使用しているわりには副作用が少なく、その後の治療期間も短くステロイド維持量もある程度少なくできるようです。

ステロイドの副作用

- ステロイドは強力な抗炎症作用をもつ反面、重篤な副作用を併せ持つため大量・長期投与では特に注意が必要です。
- 副作用として早期に現れるのが中枢神経症状です。点滴では最初の6〜10時間、内服では4〜6日に見られ、症状は、不眠や多幸症、うつ状態等様々です。その数日後から血圧上昇や浮腫が見られ2〜3週間を超えると、副腎抑制が見られ、創傷治癒も遷延し、胃潰瘍なども起こってきます。1ヶ月を超えると感染症の増加や多毛、痤瘡など、数ヶ月後にはステロイド筋炎などが見られ、長期に服用することで無菌性骨壊死や骨粗しょう症、白内障などを起こします。

時期	多い副作用	
初期	中枢神経症状	軽度のことが多いが頻度が高い。
1週間後	血圧上昇・浮腫	体内に塩分が溜まりやすくなるため。
数週間後	胃潰瘍	消化管粘膜におけるＰＧ産生抑制のため。
	緑内障	
1ヶ月	易感染性・多毛	免疫力低下により感染症に注意。
数ヶ月後	ステロイド筋炎	
長期	糖尿病	糖新生の促進のため。
	無菌性骨壊死	股関節の痛みで発症。 大量投与でごく稀に起こる。
	骨粗しょう症	骨密度の減少のため。圧迫骨折等に注意。
	白内障	白内障の進行を早めます。
	血栓症	血小板の機能亢進のため。血栓症に注意。

③-② 抗ヒスタミン薬

特徴

- 体内でヒスタミンが増えると、ヒスタミン受容体に結びつきかゆみ、鼻水、くしゃみ等の症状が起こります。
- 抗ヒスタミン薬はヒスタミンが受容体に結合するのを阻害し、アレルギー症状を抑えます。
- アレルギー性鼻炎や蕁麻疹だけでなく、気管支喘息の予防にも使用されます。

〈ポイント〉

- かゆみ、鼻水、くしゃみなどのアレルギー反応を起こすヒスタミンの働きを抑えて、症状を改善する薬です。
- 抗コリン作用が強い第一世代、抗コリン作用が弱い第二世代に分類されます。

第一世代抗ヒスタミン薬

〈ポイント〉

- 骨格が共通で、脂溶性が高くなります。
- 分子量が小さいので血液脳関門を通過しやすく中枢系の副作用が多く発現します。
- 前立腺肥大症、緑内障の患者には禁忌です。

- 作用機序は、ヒスタミンH_1受容体を遮断し、ヒスタミンが引き起こすかゆみ、鼻水、くしゃみなどの症状を改善し、花粉症やアレ

ルギー性鼻炎に効果があります。
- 効果が強く即効性がある半面、作用時間は短くなります。

〈副作用〉

- 中枢抑制作用と抗コリン作用に注意しましょう。

- H_1受容体選択性が低く、ムスカリン受容体、αアドレナリン受容体、ドパミン受容体、セロトニン受容体にも結合し拮抗作用を示します。
- 末梢系の副作用は、抗コリン作用に基づき、排尿困難、眼圧上昇、便秘、下痢、口渇などです。

第二世代抗ヒスタミン薬

〈ポイント〉

- 第一世代に比較して、鼻閉に優れた効果があります。
- 副作用について第一世代に比較して改善されています。

- 作用機序は第一世代と同様に、ヒスタミンH_1受容体を遮断しますが、化学伝達物質に遊離抑制作用や好酸球遊走抑制作用をもっているため、鼻症状を抑え、気管支喘息の発作予防にも効果があります。
- 第一世代を改良して開発され、中枢神経や自律神経への作用が弱く、眠気や尿閉の副作用も軽減されています。また、作用時間も長くなりました。

〈副作用〉

- 脳内の移行性の差が副作用の頻度と強さになっています。

- 第一世代に比較して中枢作用や抗コリン作用が弱いことが特徴です。眠気や倦怠感は第二世代のなかでも発現率が異なることが報告されています。
- 「自動車運転等の危険を伴う機械操作」について、注意の表現が異なります。

「従事させないよう十分注意する」

ケトチフェン（ザジテン）、エメダスチン（レミカット）、オキサトミド（セルテクト）、マレイン酸クロルフェニラミン（ポララミン）、オロパタジン（アレロック）、セチリジン（ジルテック）、メキタジン（ニポラジン）、アゼラスチン（アゼプチン）

「注意させる」

ベポタスチンベシル（タリオン）、エバスチン（エバステル）、エピナスチン（アレジオン）

「記載無し」

ロラタジン（クラリチン）、フェキソフェナジン（アレグラ）

- 抗コリン作用で問題になる薬剤はメキタジンのみです。

〈禁忌・慎重投与〉

- メキタジンは前立腺肥大、下部尿路閉塞性疾患、緑内障の患者には投与できません。

- メキタジンは抗コリン作用を有するため、前立腺肥大、下部尿路閉塞性疾患、緑内障の患者には禁忌です。

- 腎排泄率が高いオロパタジン（アレロック）、セチリジン（ジルテック）は、腎機能低下の患者や高齢者は、血液中の濃度が上昇しやすいため用量を減少させるなどが必要になります。

> 〈妊婦・授乳婦〉
> - マレイン酸クロルフェニラミン（ポララミン）は妊婦への投与が可能です。
> - 抗ヒスタミン薬投与時は、授乳を中止します。

- 妊娠前期は催奇形性の可能性があるため、原則投与は避けたほうが安全、後期は奇形の可能性が少ないとされています。
- マレイン酸クロルフェニラミン（ポララミン）は妊婦への投与経験が多いですが催奇形性の報告がなく、安全に使用できると考えられています。
- オキサトミド（セルテクト）は動物において催奇形性が報告されているため妊娠時期に関わらず禁忌になります。
- すべての抗ヒスタミン薬は乳汁中へ移行することから、授乳婦への抗ヒスタミン薬投与時は授乳を中止してもらいます。

第4章

代謝系に作用する薬剤

代謝系の主な症状

糖尿病

　糖尿病とは、膵臓で作られるインスリンというホルモンの作用不足により、慢性的な高血糖になった状態をいいます。

　栄養分が細胞に取り込まれなくなり、ブドウ糖が血液中に増加します。長期にわたり高血糖状態が続くと、腎症や網膜症、神経障害などの合併症が起きることがあります。

　糖尿病の治療の目的は血糖値を正常に近い状態に保ち、合併症を防ぎ健康な人と同様の日常生活を送れるようにすることです。治療には、食事療法、運動療法、薬物療法があります。また、糖尿病は、1型糖尿病と2型糖尿病に分けることができます。日本人の場合は2型糖尿病が多いようです。妊娠糖尿病、他の疾患からも高血糖症を発症する場合もあります。

　インスリン療法は、インスリンが欠乏する1型糖尿病や適切な治療を行っても血糖コントロールが出来ない2型糖尿病にも用いられます。インスリン製剤は、インスリンアナログとヒトインスリンに分類されます。インスリンアナログはヒトインスリンの構造を人工的に変化させて、インスリンと同様の作用を持つものの薬物動態を改善したものです。

　インスリン製剤は作用発現や作用持続時間によって、超速効型、速効型、中間型、持効性溶解型、混合型の5つに分類されます。

〈ポイント〉

- インスリンアナログとヒトインスリンに分けられます。
- インスリン製剤は作用発現や作用持続時間によって、超即効型、即効型、中間型、持効性溶解型、混合型の5つに分類され

ます。
- 剤形には、3種類あります。
    キット製剤：インスリンカートリッジがペン型注入器に装着済み。
    カートリッジ製剤：専用インスリンペン注入器に装着して使用。
    バイアル製剤：注射器で吸引して使用。

〈共通の副作用　ポイント〉

- 低血糖
    最も注意する副作用です。主な症状は、ふらつき、脱力感、空腹感、冷や汗、動悸などの症状が発現します。原因は、激しい運動、インスリン注入量の間違い、インスリン製剤の間違い、製剤の混和不足、入浴直前・直後の注射などが考えられます。
- インスリンアレルギー
    IgEクラスのインスリン抗体が生じることがあります。通常、インスリン注射開始2週間以内に発現し、症状は発赤、腫脹、硬結、掻痒などです。
- インスリン抗体
    IgGクラスのインスリン抗体が産生され、インスリンの効果が減弱したり、血糖値が不安定になったりします。
- インスリンリポジストロフィー
    インスリンを長く同じ場所に注射していると皮膚が膨らんだり硬くなったりします。インスリンが必要量投与できずに血糖値が不安定になります。
    注射部位を毎回変えることで改善します。

4-① インスリン製剤

1 超速効型インスリン製剤

特徴

- 投与直後に速やかに血中に移行し、作用発現時間が早く、最大作用時間が短いことが特徴です。
- アピドラ注はヒトインスリンのアミノ酸を置換し、亜鉛を含みません。製剤中に単量体が多く、生理的追加インスリン分泌パターンを再現します。作用発現時間は、10～20分間程度です。

〈ポイント〉

- 食直前に投与することで食事による血糖値の上昇を抑えます。
- ノボラピッド注、ヒューマログ注は亜鉛を含みますが、アピドラ注は亜鉛を含まず単量体になっています。

2 速効型インスリン製剤

特徴

- 皮下注射、筋肉内注射、静脈内注射が可能です。6量体として存在していますが、皮下注射後に2量体、単体に解離して血中に吸収されます。
- 効果発現時間0.5～1時間程度かかります。

〈ポイント〉

- 食前に投与することで食事による血糖値の上昇を抑えます。
- ヒューマリンR注、ノボリンR注に代表されます。
- レギュラーインスリンと呼ばれています。

3 中間型インスリン製剤

特徴

- 基礎分泌を補うためのインスリンになります。作用発現時間は、1～3時間程度、持続時間は18～24時間程度になります。
- 持続化剤としてプロタミンを添加し、NPL製剤（インスリンリスプロにプロタミン添加）とNPH製剤（インスリンにプロタミン添加）に分類されます。

〈ポイント〉

- インスリンの基礎分泌を補います。
- ヒューマログN注（NPL製剤）、ノボリンN注、ヒューマリンN注（NPH製剤）に代表されます。

4 混合型インスリン製剤

特徴

- 超速効型または速効型と、中間型インスリンを色々な比率で混合した製剤です。

● それぞれの作用時間に効果を発現し、持続時間は中間型とほぼ同様になります。
● ノボラピッド30、50、70ミックス注、ヒューマログミックス25、50注、ノボリン30Ｒ注、ヒューマリン３／７注に代表されます。

5 持効型溶解インスリン製剤

特 徴

● 少しずつ吸収され、作用発現時間が遅く、約１日間持続的な作用を示します。
● 作用発現時間は、１〜２時間程度、持続時間は24時間程度になります。
● 基礎分泌を補うためのインスリンになりますので、空腹時の血糖値の上昇を抑えます。
● 食後の血糖値上昇を抑える効果は弱いため、食後の血糖値上昇が高い場合は超速効性インスリン製剤等を併用します。
● トレシーバ注は作用持続時間が26時間以上持続する製剤です。

〈ポイント〉

● 作用発現時間が遅く、一日中持続的な作用を示します。
● ランタス注、レベミル注、トレシーバ注に代表されます。

妊婦・授乳婦への投与について

- 妊娠初期の器官形成期の血糖値のコントロール不良は、先天性の奇形を発現しやすくなることから、厳重な血糖値管理が必要です。通常、インスリン需要量は妊娠初期に減少し、中期〜後期は増加します。ノボラピッド注で大規模臨床試験を実施した結果、低血糖のリスクは有意に低く、血糖値コントロールは良好で、胎児死亡や早期産はやや少ないとの報告がありました。
- 授乳中の糖尿病治療はインスリン製剤が第一選択薬になります。ヒトインスリンは母乳に移行しますが、乳児の腸管で消化するため、吸収されません。

〈ポイント〉

- 妊娠中の血糖値コントロールは、インスリン治療が推奨されています。

保管について

〈ポイント〉

- 冷蔵庫に保管する場合は、凍結に注意して、冷気の吹きだし口の近くには置かないよう説明しましょう。

4-2 経口糖尿病治療薬

1 経口糖尿病治療薬

特徴

- 経口糖尿病治療薬は主に2型糖尿病に適応があります。
- 経口糖尿病治療薬には、作用機序によって「インスリン抵抗性改善」「インスリン分泌促進」「糖吸収・排泄」の3群に分けられます。
- ビグアナイド（BG）薬、チアゾリジン薬、スルホニル尿素（SU）薬、速効型インスリン分泌促進薬、DPP-4阻害薬、α-グルコシダーゼ阻害（α-GI）薬、SGLT2阻害薬の7系統に分類されます。

糖尿病の治療

- 糖尿病とは、膵臓で作られるインスリンというホルモンの作用不足により、慢性的な高血糖になった状態をいいます。
- 栄養分が細胞に取り込まれなくなり、ブドウ糖が血液中に増加します。
- 長期にわたり高血糖状態が続くと、腎症や網膜症、神経障害などの合併症が起きることがあります。
- 糖尿病の治療の目的は血糖値を正常に近い状態に保ち、合併症を防ぎ健康な人と同様の日常生活を送れるようにすることです。
- 治療には、食事療法、運動療法、薬物療法があります。
- 糖尿病は、1型糖尿病と2型糖尿病に分けることができます。
- 日本人の場合は、2型糖尿病が多いようです。

- 妊娠糖尿病、他の疾患からも高血糖症を発症する場合もあります。
- 経口糖尿病治療薬の適応は主に2型糖尿病です。
- インスリン分泌促進作用のあるのはDPP-4阻害薬、SU薬、速効型インスリン分泌促進薬です。
- インスリン抵抗性改善作用がある薬剤には、BG薬とチアゾリジン薬があります。
- 小腸の糖質消化・吸収を遅延させ食後の高血糖改善作用のあるのはα―GI薬です。
- 薬剤によって、作用機序、適応、用法、副作用が異なりますので、患者の状態に応じて薬剤を選択します。
- 患者の中には経口糖尿病治療薬を投与してはいけない以下の場合があるので注意します。

経口糖尿病治療薬を投与してはならない場合

- インスリン依存状態、糖尿病ケトアシドーシス、高血糖高浸透圧症候群、膵全摘患者、慢性膵炎などの膵機能廃絶者、重篤な肝機能障害・腎機能障害患者、妊娠・授乳産婦、全身麻酔手術時、重症感染症、重篤な外傷・火傷、経口糖尿病治療薬にアレルギーをもつ場合です。
- 経口糖尿病治療薬を使用するのは、インスリン療法の絶対的適応、相対的適応とならない場合、原則として、食後血糖値220mg／dL以上、空腹時血糖値160mg／dL以上、ＨｂＡ１ｃ8.0％以上の場合です。

作用機序	種類	主たる作用
インスリン抵抗性改善薬	ビグアナイド薬	肝臓での糖新生を抑制
	チアゾリジン薬	骨格筋、肝臓でのインスリン感受性を改善
インスリン分泌促進薬	スルホニル尿素薬（SU剤）	インスリン分泌促進
	速効型インスリン分泌促進薬　グリニド薬	速やかなインスリン分泌の促進・食後高血糖を改善
	ＤＰＰ－４阻害薬	血糖依存性のインスリン分泌促進とグルカゴン分泌抑制
糖吸収・排泄調節系	α―グルコシダーゼ阻害薬（α―ＧＩ）	炭水化物の吸収遅延、食後高血糖の改善
	ＳＧＬＴ２阻害薬	腎での再吸収阻害による尿中ブドウ糖排泄促進

〈選択の７つのポイント〉

① 低血糖を起こさない。
② 体重増加がない。
③ 副作用が少ない。
④ 空腹時高血糖だけではなく、食後の高血糖も改善する。
⑤ 心血管合併症を減少させるエビデンスがある。
⑥ 価格が安い。
⑦ 服薬アドヒアランス向上が期待できる。

経口糖尿病薬の選択

- 経口糖尿病薬の第一の選択基準は、「低血糖を起こさないこと」、「体重増加をきたさないこと」が特に重要な項目になります。

- 理想的な薬剤は前記の条件を満たすものが第一選択薬になります。
- 近年、HbA1cの低下、低血糖リスク、体重への影響、副作用、費用の観点から、禁忌でない場合は、インスリン抵抗性改善薬のメトホルミンが第一選択薬の候補となっています。

分類	種類	①低血糖をおこさない	②体重増加をきたさない	③副作用少ない	④食後高血糖改善	⑤心血管合併症減少	⑥価格が安い	⑦アドヒアランス
インスリン抵抗性改善薬	ビグアナイド薬	◯	◯	×	◯	◯	◯	◯
	チアゾリジン薬	◯	×	×	◯	×	×	◯
インスリン分泌促進薬	スルホニル尿素薬（SU剤）	×	×	◯	◯	×	◯	◯
	DPP-4阻害薬	◯	◯	◯	◯	不明	×	◯
糖吸収・排泄調節系	α-グルコシダーゼ阻害薬（α-GI）	◯	◯	×	◯	◯	×	×

2 ビグアナイド系薬剤

特徴

- 心血管系合併症を減らすエビデンスがあります。
- 単独では低血糖を起こさず、体重も増やしません。
- 食欲抑制作用もあり、トリグリセライド、LDLコレステロールを低下する作用もあります。
- 安価であり非常に使いやすい薬剤と言えます。
- 一方で、腎機能の低下、下痢や悪心や食欲不振などの胃腸障

害には注意が必要です。

● 副作用の多くは服用開始後1ヶ月以内に発現し、用量依存的に一過性であることが多いため、1日500mgから使用を開始し、徐々に増やしていくことで対応できます。

● 乳酸アシドーシスの副作用が有名ですが、日本における頻度は1.9例／10万例／年と稀であり、禁忌となる症例に使用しなければ特に問題は無いと判断されます。

● 発熱時や下痢時には脱水の恐れがある場合は、休薬するようにします。

● ヨード造影剤を使用する際も前後2日間は投与を中止する必要があります。

● 禁忌については、アルコール依存症、心不全、腎不全、肝不全、呼吸不全、全身感染症のある症例です。

● 禁忌の場合は、ＤＰＰ－4阻害薬またはα―ＧⅠを第二選択薬にします。

〈ポイント〉

● 禁忌が無い限り、第一選択薬になります。
● インスリン抵抗性を改善し、血糖を低下させます。

3 チアゾリジン系薬剤

特徴

- 肝臓、脂肪や筋肉における糖の取り込みを促進させ、血糖値を低下させます。
- ＢＭＩが増大するとピオグリタゾンの血糖降下作用も増強されます。
- 副作用として、浮腫、心不全は特に注意が必要です。浮腫は特に女性に多く、糖尿病の罹患期間が５年以上、細小血管障害の患者には発現率が高くなります。
- 使用開始後６ヶ月間は体重の増加に注意をはらいます。
- 心不全既往がある患者は禁忌になります。
- 肝機能障害の患者には禁忌であり、肝機能障害、あるいは既往歴のある患者には慎重投与になっていますので、服用する患者には定期的な検査が必要になります。

〈ポイント〉

- インスリン抵抗性改善作用により血糖を低下させます。
- 日本で発売されているのはピオグリタゾンのみです。

4 スルホニル尿素（ＳＵ）薬

特徴

- ＳＵ薬は、膵臓のβ細胞に作用し、インスリンを分泌させます。

● 　副作用では低血糖は一番注意しなければなりません。血糖値が、70mg／dL以下になると、交感神経系のカテコラミン、グルカゴン、成長ホルモンを分泌増加させて血糖値を上昇させようと、脱力感、冷や汗、手指の震え、動悸など交感神経症状が出現します。50mg／dL以下になると、頭痛、目のかすみ、集中力低下などの症状が発現します。30mg／dL以下になると、痙攣、昏睡症状になり、治療が遅れると死に至ります。

● 　特に、高齢者や腎機能軽度低下患者の例では、3～4日遷延する重篤な低血糖をきたしますので、発症後の経過観察が重要です。

● 　ＳＵ薬の使用やインスリン治療が長期にわたる患者は、体重が増加傾向を示します。体重増加は、インスリン抵抗性、血糖値コントロールの悪化につながるため、体重の変動に注意しましょう。

● 　高齢者には、最も強力な作用があるグリベンクラミドは投与するべきではありません。ＳＵ薬を使用する場合、第3選択薬以降として、グリクラジド、グリメピリドを最小量から他剤と併用することをおすすめします。

● 　低血糖症状を起こさないためには、「食べられない時は、服用しない」ことを患者だけでなく家族や介護者にも説明することも重要です。

〈ポイント〉

● 　インスリンを分泌させて血糖を低下させます。

5 速効型インスリン分泌促進薬

特徴

- 速効型インスリン分泌促進薬はＳＵ薬と同様で、膵β細胞からインスリン分泌促進を介します。ＳＵ薬に比較して作用は弱いですが、早く発現して、持続時間が短いという特徴があります。
- ナテグリニド、ミチグリニド、レパグリドなどがありますが、併用可能な薬剤が異なるため併用時には注意が必要です。

	適応症	併用薬				
		ＳＵ	チアゾリジン系	ＢＧ薬	α－ＧＩ	インスリン
ナテグリニド	食事療法、運動療法で効果不十分な２型糖尿病		可	可	可	
ミチグリニド			可		可	
レパグリド						可

低血糖に注意

- ＳＵ薬と同様に低血糖に注意が必要です。
- 肝機能障害、腎機能障害のある患者は低血糖を起こしやすいため、重篤な腎機能障害のある場合、ナテグリニドは禁忌、ミチグリニド、レパグリドは慎重投与になります。

〈ポイント〉

- インスリンを分泌させて血糖を低下させます。
- ＳＵ薬に比較して作用が早く、時間が短い特徴があります。

6 DPP-4阻害薬

> **特徴**
>
> - インクレチン作用を持続させます。
> - 単独投与では低血糖のリスクがほとんど無い、安全性の高い薬剤です。

インクレチン

- インクレチンとは食事を取ったときに十二指腸や小腸から分泌されるホルモンの総称です。
- 代表的なものにGLP-1、GIPがあります。
- いずれも血糖値が上昇するとインスリン分泌を促進するほか、GLP-1には高血糖時のグルカゴン分泌を抑える作用があります。
- インクレチンは、体内でDPP-4という酵素で分解され、効果は数分の持続です。
- DPP-4の働きを阻害してインクレチンの作用を助けるのがDPP-4阻害薬です。
- インクレチンには、インスリン分泌促進作用のみならず、グルカゴン分泌抑制作用があり、膵β細胞保護作用によってインスリン導入を遅らせることも期待されています。
- 食欲抑制作用、体重減少、心臓保護作用など有益な効果も期待されています。
- SU薬とはインスリンの分泌機序が異なるため、SU薬を服用しても効果が無い患者にも効く可能性があります。
- DPP-4阻害薬は血糖依存症のインスリン分泌を促進することから単独処方では低血糖はほとんど見られません。ただし、SU薬との併用でシタグリプチン発売当初、重篤な低血糖を起こした報告

が相次いだため、2010年、日本糖尿病学会の「インクレチンの適正使用について」の勧告が出されました。他の血糖降下薬と併用している場合、または今後併用を開始する患者には低血糖症状に注意をする必要があります。

- 併用可能な薬剤も異なりますので併用時には注意しましょう。
- 糖尿病治療において多くの症例で他剤との併用が見られますが、適応拡大等で併用できる薬剤は適宜追加もあるため、情報は添付文章等で随時確認するようにしましょう。
- 特に65歳以上、軽度腎機能低下（Ｃｒ1.0mg／dL以上）の場合は、ＤＰＰ－４阻害薬追加時にはＳＵ薬の減量を行います。インスリン製剤や速効型インスリン分泌促進剤との併用でも同様の対応を行います。

一般名	適応症	併用薬					
		＋ＳＵ	＋チアゾリジン	＋ＢＧ薬	＋α－ＧＩ	＋インスリン	＋速効型インスリン分泌促進
シタグリプチン	食事・運動療法のみ、又は加えてＳＵ薬、チアゾリジン系、ＢＧ薬、α－ＧＩ薬、インスリン製剤で効果不十分な2型糖尿病	可	可	可	可	可	
ビルダグリプチン	2型糖尿病	可	可	可	可	可	可

アログリプチン	食事・運動療法のみ、または加えてSU薬、チアゾリジン系、BG薬、α-GI薬で効果不十分な2型糖尿病	可	可	可	可		
リナグリプチン	2型糖尿病	可	可	可	可	可	可
テネリグリプチン	食事・運動療法のみ、または加えてSU薬、チアゾリジン系で効果不十分な2型糖尿病	可	可				
アナグリプチン	食事・運動療法のみ、または加えてSU薬、チアゾリジン系、BG薬、α-GI薬で効果が不十分な2型糖尿病	可	可	可	可		
サキサグリプチン	2型糖尿病	可	可	可	可	可	可
トレラグリプチン	2型糖尿病	可	可	可	可	可	可

- 作用時間については、ビルダグリプチンとアナグリプチンは12〜24時間で1日2回投与ですが、1日を通して安定した薬剤効果が認められます。
- トレラグリプチンは1週間に1回投与です。他の薬剤は24時間作

用し1日1回投与です。

7　α-グルコシダーゼ（α-GI）阻害薬

> **特徴**
>
> - 炭水化物の吸収を遅延させ、食後の急激な血糖値の上昇を改善します。
> - 腹部膨満感、放屁等の副作用があり、アドヒアランス悪化の可能性があります。
> - アカルボース、ボグリボース、ミグリトールなどの薬剤があります。

食後の過度な血糖値上昇の改善

- 食事で摂取した糖質は、唾液、膵液中のα-アミラーゼにより、多糖類→オリゴ糖→二糖類と分解され、小腸のα-グルコシダーゼによって単糖類に分解され吸収されます。
- α-GIはα-グルコシダーゼに結合し、二糖類の結合・加水分解を阻害します。
- 吸収を遅延させることで、血糖上昇とインスリン分泌のタイミングが合い、食後の過度な血糖値上昇を改善します。

> **〈酵素阻害のポイント〉**
>
> - アカルボースだけがアミラーゼを阻害します。
> - ミグリトールだけがラクタマーゼを阻害します。
> - α-グルコシダーゼ阻害作用の強さ
>   アカルボース　＞　ボグリボース　＝　ミグリトール

副作用の頻度

- 阻害作用が高いほど、吸収が遅くなりますが、副作用の発現頻度が高くなります。
- ミグリトールはラクタマーゼ阻害作用があるため、下痢の副作用が他剤より頻度が高くなります。
- アカルボースはα—アミラーゼ阻害作用があるため、二糖類とでんぷんやデキストリンの消化を阻害するので、未消化の糖類の大腸への流入量が多くなり、放屁や腹部膨満感の副作用が増える可能性があります。

〈副作用〉

- アカルボースは放屁、腹部膨満感、鼓腸の症状が見られます。
- ミグリトールは、下痢、腹部膨満感、鼓腸の症状が見られます。
- ボグリボースは、アカルボースやミグリトールよりは消化器副作用頻度が低いといえます。
- 副作用は徐々に減少、消失します。

症状

- アカルボースの消化器症状は投与開始後2～3週間以内に発現します。発現は用量依存的に増加しますが、投与を継続すると遠位小腸のグルコシダーゼ活性が強くなり、大腸に達した未消化の炭水化物が減少し、消化器症状は軽減、消失します。
- ボグリボースの消化器症状は1週間程度で多くの例で消失します。
- ミグリトールの消化器症状は、服用開始後1～2日に多く現れますが、3日目から減少し、1週間以内に多くの例で消失します。

> 〈薬物動態のポイント〉
>
> - アカルボースとボグリボースは重篤な肝機能障害の報告があります。
> - ミグリトールは腎排泄型の薬剤のため、腎不全や透析患者には慎重に投与します。

- アカルボースは肝機能障害の報告、劇症肝炎の死亡例の報告があるため、投与開始6ヶ月間まで、月1回、その後も定期的な肝機能検査が必要になります。
- ボグリボースでも肝機能障害の報告があり、投与後注意が喚起されています。
- ミグリトールは腎排泄型の薬剤であるため腎不全や透析患者などの重度の腎機能障害か患者には慎重に投与する必要があります。慎重投与の目安としては、「血清Cr 2.0mg以上、クレアチニンクリアランス25mL／min以下の患者には投与しない」。

> 〈相互作用のポイント〉
>
> - α―GI薬の中でも相互作用は異なりますので、併用時には注意します。

一般名	アカルボース	ボグリボース	ミグリトール
商品名	グルコバイ	ベイスン	セイブル
糖尿病治療薬	○影響あり	○影響あり	○影響あり
血糖降下に影響を及ぼす薬剤	○影響あり	○影響あり	○影響あり
プロプラノロール、ラニチジン			○影響あり

ジゴキシン	○影響あり		○影響あり
ラクツロース、ラクチトール	○影響あり		
炭水化物消化酵素	○影響あり		

8 SGLT2阻害薬

> **特徴**
>
> ● 尿中のブドウ糖を排出させるため、エネルギーを失うに伴い、インスリン作用に依存しないで血糖降下と体重減少をもたらします。
> ● 2014年に発売され、既存の糖尿病治療薬と全く異なる作用機序のため糖尿病治療に大きなインパクトをもたらしました。

作用

- 血液は腎臓でろ過されますが、ろ過で最初に作られる原尿には身体に必要な成分が含まれ、それは再度腎臓で吸収され血液中に戻ります。血液中のブドウ糖も必要な成分なので、高血糖状態でなければほぼ100％再吸収され、尿糖として排出されません。ブドウ糖の再吸収を担っているSGLT2で、その作用を抑制する薬がSGLT2阻害薬です。血液中の過剰なブドウ糖の再吸収を阻害し、尿糖として排出することで高血糖状態を改善します。
- 既存の糖尿病治療薬とは全く異なる作用機序であり効果も期待されていますが、一方で適正な使用に関して注意すべき点も多い薬剤です。

一般名	商品名	適応	用法
イプラグリフロジン	スーグラ	2型糖尿病	1日1回
ダパグリフロジン	フォシーガ		
ルセオグリフロジン	ルセフィ		
トホグリフロジン	デベルザ		
カナグリフロジン	カナグル		
エンパグリフロジン	ジャディアンス		

〈ポイント〉

- SGLT2阻害薬を糖尿病患者に投与した場合、1日400kcal相当のブドウ糖が尿中に排泄されます。

- SGLT2阻害薬の単独投与、及び他の経口糖尿病治療薬と併用においても、血糖低下作用、体重減少効果が認められています。
- 体重減少によるインスリン抵抗性改善効果も期待されています。
- 血圧、脂質、尿酸値によい影響を与える可能性があります。

〈副作用〉

- 尿中にグルコースが排出されるため、浸透圧利尿作用により尿量が増加します。
- 尿中のグルコース濃度が高くなり、細菌が繁殖しやすくなります。
- ケトン体上昇によるケトアシドーシスを起こしやすくなります。
- 全身性皮疹、赤斑等の皮膚障害があります。

使用上の注意

- 尿量が増加した場合は、脱水、ヘマトクリット上昇、血圧低下、腎機能障害、心血管系イベント、脳虚血発作などが出現することがあるので、使用開始時には注意しましょう。
- 発熱、下痢、嘔吐、シックデイには、患者に十分な指導が必要です。
- 体液量が減少するため、適度な水分の補給も重要です。
- 尿中のグルコース濃度が高くなると細菌が繁殖しやすくなり、尿路・性器感染症のリスクが高くなります。特に女性の外陰部腟カンジダ症の報告等があり、男性より女性に高率に認められています。
- 1日あたり約400kcalのブドウ糖が排出されるため、脂肪がエネルギー源として消費され、血中や尿中のケトン体の増加が認められます。インスリン分泌不全の患者には投与を控えた方がよいと考えます。高齢者、痩せ型の患者に投与した場合は、たんぱく質分解が進行するため注意が必要です。
- 全身性皮疹や赤斑などの皮膚症状は、投与後1〜14日間に出現しています。本症状が現れた場合は投与を中止して受診を勧めましょう。

〈投与が適している患者のポイント〉

- モデルケースとしては肥満2型糖尿病の患者に適しています。

モデルケース

- 糖尿病の病態は本来インスリン作用の不足ですが、SGLT2阻害薬の作用は糖尿病の病態そのものを改善するものではありません。糖毒性の解除と体重減少の間接的な効果が期待されているのです。したがって、モデルケースとしては、糖尿病発症が早期で多く

の薬剤を併用していない、肥満2型糖尿病症例になります。

〈相互作用のポイント〉

- 脱水とビグアナイド薬との併用に注意しましょう。

脱水

- 脱水については、ビグアナイド薬による乳酸アシドーシスの重大な危険因子になります。ビグアナイド薬投与の患者にＳＧＬＴ２阻害薬を併用する場合は十分な注意を払いましょう。

〈適正使用のポイント〉

- ＳＧＬＴ２阻害薬は、糖尿病治療の幅を広げる一方で、有効性と安全性を見きわめる必要があります。

有効性と安全性

- 既存の糖尿病治療薬とは全く異なる作用機序のＳＧＬＴ２阻害薬ですが、適した患者に対して慎重に使用し、より適した患者群や有効性と安全性を検証していく必要があります。

4-3 脂質異常症に作用する薬剤

1 脂質異常症の治療薬

特徴

● 食事療法、運動療法等の生活習慣を是正しても血液中の脂質値に改善が認められない場合は、必要に応じて薬物治療を開始します。

● 薬剤にはいくつかの薬効グループがあり、医師は脂質異常症患者の状態によって適した薬剤を選択します。

● HMG-CoA還元酵素阻害薬（スタチン系）、小腸コレステロールトランスポーター阻害薬、フィブラート系薬、陰イオン交換樹脂（レジン）、ニコチン酸誘導体、プロブコールおよびEPA等に分類されます。

患者の状態による分類

● LDL-コレステロール値（以下LDL-C）が高い

スタチン系、陰イオン交換樹脂、小腸コレステロールトランスポーター阻害薬、ニコチン酸誘導体、プロブコールをいずれか単独処方し、効果不十分な場合は増量、または併用薬を追加します。

● トリグリセリド値（以下、TG）が高い

フィブラート系、ニコチン酸誘導体、EPAをいずれか単独処方し、効果不十分な場合は増量、または併用薬を追加します。

- LDL-CとTGがともに高い

スタチン系、小腸コレステロールトランスポーター阻害薬、フィブラート系をいずれか単独処方。または、スタチン系とフィブラート系、または、スタチン系とニコチン酸誘導体の併用を行います。

- HDL-コレステロール(以下、HDL-C)値が低い

フィブラート系、ニコチン酸誘導体、EPAをいずれか単独処方し、効果不十分な場合は増量、または併用薬を追加します。一般にTGが高い場合の治療に従った薬剤を選択します。

脂質異常薬の特徴

分類	一般名	LDL-C	TG	HDL-C
HMG-CoA還元酵素阻害薬	プラバスタチン(メバロチン)、シンバスタチン(リポバス)、フルバスタチン(ローコール)	25%～↓	10～20%↓	10～20%↑
小腸コレステロールトランスポーター阻害薬	エゼチミブ(ゼチーア)	20～25%↓	10～20%↓	10～20%↑
フィブラート系	クロフィブラート、クリノフィブラート)、第二世代(ベザフィブラート、フェノフィブラート)	10～20%↓	25%～↓	25～30%↑
ニコチン酸誘導体	トコフェロール、ニコモール、ニセリトロール	10～20%↓	20～25%↓	10～20%↑

2 HMG－CoA還元酵素阻害薬（スタチン系）

> **特 徴**
>
> ● HMG－CoA還元酵素阻害薬（スタチン系）は、コレステロール生合成を調節するHMG－CoA還元酵素を阻害しコレステロールを低下させます。
> ● 作用によってスタンダードとストロングスタチンに分類されます。
> ● 基本的にはリスクがある場合はスタンダードスタチンを選択します。
> ● プラバスタチンは水溶性で他のスタチンと比較し、副作用が起こりにくいと考えられます。

スタチン

- スタンダードスタチンとは、プラバスタチン（メバロチン）、シンバスタチン（リポバス）、フルバスタチン（ローコール）であり、ストロングスタチンとは、アトルバスタチン（リピトール）、ピタバスタチン（リバロ）、ロスバスタチン（クレストール）になります。
- それぞれ、LDL－C低下作用はスタンダードでは15％、ストロングが30％程度になります。

	スタンダードスタチン			ストロングスタチン		
一般名	プラバスタチン	シンバスタチン	フルバスタチン	アトルバスタチン	ピタバスタチン	ロスバスタチン
商品名	メバロチン	リポバス	ローコール	リピトール	リバロ	クレストール
TC	↓↓↓	↓↓↓	↓↓↓	↓↓↓	↓↓↓	↓↓↓
TG	→(↓)	→(↓)	→(↓)	↓↓	↓↓	↓↓
LDL-C	↓↓↓	↓↓↓	↓↓↓	↓↓↓	↓↓↓	↓↓↓
HDL-C	↑	↑	↑	↑	↑	↑

〈副作用について〉

- 重大な副作用としては、横紋筋融解症、ミオパシー、肝機能障害、などがあります。特に横紋筋融解症は高齢者や腎機能障害者に起こりやすいので注意が必要です。

〈禁忌・相互作用について〉

- スタンダードスタチンとストロングスタチンでは禁忌、相互作用が異なります。
- 脂溶性薬剤は相互作用が多いので中止しましょう。

妊婦への禁忌

- スタチン系は妊娠初期に投与した場合、催奇形性が疑われる報告もあるため、妊婦には禁忌です。

水溶性と脂溶性の違い

- 水溶性のプラバスタチン（メバロチン）は相互作用が少ない、脂溶性のシンバスタチン（リポバス）、アトルバスタチン（リピトー

ル)、フルバスタチン(ローコール)は相互作用が多いので注意が必要です。

	スタンダードスタチン			ストロングスタチン		
一般名	プラバスタチン	シンバスタチン	フルバスタチン	アトルバスタチン	ピタバスタチン	ロスバスタチン
商品名	メバロチン	リポバス	ローコール	リピトール	リバロ	クレストール
禁忌 肝機能障害		重篤な肝機能障害	重篤な肝機能障害	肝機能低下	重篤な肝機能障害、胆道閉塞	肝機能低下
禁忌 妊婦、授乳婦	禁忌	禁忌	禁忌	禁忌	禁忌	禁忌
併用禁忌	フィブラート系(原則)	イトラコナゾール、ミコナゾール、アタザナビル、サキナビル、フィブラート系(原則)	フィブラート系(原則)	フィブラート系(原則)	シクロスポリン、フィブラート系(原則)	シクロスポリン、フィブラート系(原則)
物性	水溶性	脂溶性	脂溶性	脂溶性	脂溶性	水溶性、脂溶性
代謝排泄	胆汁、尿中排泄	ＣＹＰ３Ａ４	ＣＹＰ２Ｃ９	ＣＹＰ３Ａ４	主に胆汁排泄、わずかにＣＹＰ２Ｃ９	主に胆汁排泄、わずかにＣＹＰ２Ｃ９、ＣＹＰ２Ｃ19

3 小腸コレステロールトランスポーター阻害薬

> **特徴**
>
> - コレステロール吸収を選択的に阻害します。ビタミンAやビタミンD等の脂溶性ビタミンの吸収には影響しません。
> - スタチン単独でLDL-Cが目標値に達しない場合、有効な併用薬になります。
> - コレステロール吸収が亢進している場合は、単独でも有効性が期待できます。

作用機序

- 作用機序は、小腸粘膜に存在するコレステロールを特異的に認識するNPC1L1蛋白を阻害し、食事や胆汁由来のコレステロールの吸収を小腸で直接阻害して、LDL-Cを減少させます。
- エゼチミブ(ゼチーア)は高コレステロール血症、家族性高コレステロール血症、ホモ接合体性シトステロール血症に適応を持ちます。

〈副作用について〉

- 重大な副作用としては、過敏症、アナフィラキシー、血管神経性浮腫、横紋筋融解症、肝機能障害などがあります。

〈禁忌・相互作用について〉

- 重篤な肝機能障害の患者にはエゼチミブとスタチンは併用禁忌になります。
- CYPが関与する代謝を受けません。

4 フィブラート系薬

> **特徴**
> - 第一世代（クロフィブラート、クリノフィブラート）、第二世代（ベザフィブラート、フェノフィブラート）があります。
> - 高トリグリセリド（TG）血症に対して最も効果的です。
> - Ⅲ型高脂血症において著しく効果があります。

作用機序

作用機序は、核内受容体のペルオキシソーム増殖剤活性化受容体の脂肪の酸化に関与するPPARα型を活性化することにより脂肪酸のβ酸化を進め、TG、VLDLの合成を低下させます。

	第一世代		第二世代	
一般名	クロフィブラート	クリノフィブラート	ベザフィブラート	フェノフィブラート
商品名	ビノグラック	リポクリン	ベザトール	リピディル
適応	脂質異常症	脂質異常症	家族性を含む脂質異常症	家族性を含む脂質異常症
特徴			TC、TGを強力に低下させる。	TC、TGを強力に低下させる。尿酸値低下作用

> **〈副作用について〉**
> - 重大な副作用として、すべてのフィブラート系薬には横紋筋融解症があります。

	第一世代		第二世代	
一般名	クロフィブラート	クリノフィブラート	ベザフィブラート	フェノフィブラート
商品名	ビノグラック	リポクリン	ベザトール	リピディル
副作用	横紋筋融解症、無顆粒球症	横紋筋融解症	横紋筋融解症、アナフィラキシー様症状、肝機能障害、黄疸	横紋筋融解症、肝機能障害、膵炎

〈禁忌・相互作用について〉

- 妊婦、授乳婦は禁忌になります。
- スタチン系薬との併用で横紋筋融解症の頻度増加することから慎重に投与します。
- 腎機能低下の患者には原則併用禁忌になります。
- 胆汁へのコレステロール排泄を促進するので、胆石症を起こすことがあります。

	第一世代		第二世代	
一般名	クロフィブラート	クリノフィブラート	ベザフィブラート	フェノフィブラート
商品名	ビノグラック	リポクリン	ベザトール	リピディル
禁忌	妊婦、授乳婦、胆石、	妊婦、授乳婦	妊婦、透析患者、重篤な腎機能障害	妊婦、授乳婦、胆嚢疾患肝機能障害、中等以上の腎機能障害
原則併用禁忌	スタチン系薬剤	スタチン系薬剤	スタチン系薬剤	スタチン系薬剤

併用注意	抗凝固薬、経口糖尿病薬、リファンピシンなど	抗凝固薬など	抗凝固薬、経口糖尿病薬、フルバスタチン、インスリン、シクロスポリン、コレスチラミンなど	抗凝固薬、SU剤、陰イオン交換樹脂、シクロスポリンなど
排泄経路	腎	肝	腎	腎

5 ニコチン酸誘導体

> **特徴**
>
> ● トコフェロール、ニコモール、ニセリトロールは、脂質異常症の適応がありますが、それぞれ異なる適応があります。
> ● Lp(a)低下作用があります。

作用機序

● 作用機序は、末梢脂肪組織における脂肪分解が抑制され、遊離脂肪酸の肝臓への取り込みが減少し、VLDLが抑制されます。

一般名	トコフェロール	ニコモール	ニセリトロール
商品名	ユベラN	コレキサミン	ペリシット
適応症	脂質異常症、高血圧に伴う随伴運動、閉塞性動脈硬化症に伴う末梢循環障害	脂質異常症、凍瘡、四肢動脈閉塞症、Raynaud症候群に伴う末梢神経障害の改善	脂質異常症、Buerger病閉塞性動脈硬化症、Raynaud病、Raynaud症候群に伴う末梢神経障害の改善

〈副作用について〉

● 重大な副作用として、ニセリトロールの血小板減少があります。

一般名	トコフェロール	ニコモール	ニセリトロール
商品名	ユベラN	コレキサミン	ペリシット
重大な副作用	―	―	血小板減少
共通注意	食欲不振、皮膚紅潮、皮膚掻痒感、肝機能障害		

〈禁忌・相互作用について〉

● ニコモール、ニセリトロールに、重症低血圧症、出血患者への禁忌があります。妊婦、授乳婦は禁忌になります。

一般名	トコフェロール	ニコモール	ニセリトロール
商品名	ユベラN	コレキサミン	ペリシット
禁忌	―	重症低血圧症、持続出血	重症低血圧症、動脈出血
併用注意	―	スタチン系薬	スタチン系薬

6 イコサペント酸（EPA）

特徴

● 吸収するのに胆汁酸や食物中の成分が必要なため必ず食直後に服用します。

効果と適応症

- EPA（エパデール）は、TG値が上昇する高脂血症に効果があります。抗血小板作用、血清脂質低下作用、動脈進展性保持作用などを示します。
- 適応症は、脂質異常症、閉塞性動脈硬化に伴う潰瘍や疼痛、冷感の改善です。

〈副作用について〉

- 主な副作用としては、発疹、掻痒感、貧血、悪心、腹部不快感、下痢、胸焼け、肝機能障害、出血などがあります。

〈禁忌・相互作用について〉

- 出血している患者には使用禁忌になります。
- 抗血小板作用があるため、抗凝血薬、抗血小板凝集抑制薬との併用は注意しましょう。

第5章

内分泌系薬剤

内分泌系の主な症状

骨粗しょう症

　骨粗しょう症は、生活習慣等によって、骨がもろくなり骨折しやすくなる病気です。骨は硬い物質ですが、実際に活発な新陳代謝を繰り返し、全身の細胞と同様に古いものは破壊され、新しいものに置き換わっています。カルシウムの摂取が不足、又は加齢により骨を作るホルモンが不足すると骨粗しょう症を引き起こします。

★骨粗しょう症の危険因子

分類	
遺伝に関する要因	閉経時期、痩せ型、家族歴など
生活環境	偏食、運動不足、アルコール多飲、コーヒー多飲、喫煙、日光照射不足など
病因	胃切除、糖尿病、甲状腺機能亢進症、ステロイド剤使用、腎不全など

5-① 骨粗しょう症治療薬

特徴

- 骨粗しょう症は、加齢や閉経以外にも食事や運動習慣が関わっています。
- 食事療法、運動療法が骨粗しょう症の予防と進行を抑制することには欠かせませんが、脆弱性骨折の予防の薬物療法を行います。
- 薬剤には様々な種類があり、病態を正しく把握して選択します。

分類		主な商品名
骨形成促進薬	副甲状腺ホルモン薬（PTH）	フォルテオ
骨吸収抑制薬	ビスホスホネート	ボナロン
	選択的エストロゲン受容体調節薬（SERM）	エビスタ
	カルシトニン	エルシトニン
	エストロゲン	エストリール
骨代謝改善薬	活性型ビタミンD_3	アルファロール
	ビタミンK_2	グラケー
	カルシウム製剤	アスパラCa

〈ポイント〉

- ビスホスホネート薬は第一選択薬としての位置づけです。強い骨吸収抑制作用があります。
- 副甲状腺ホルモン薬（PTH）は骨折リスクの高い重症の骨粗しょう症に適しています。

- SERMは骨に対して選択的にエストロゲンを似た作用で骨密度を増加させます。
- カルシトニンは骨吸収を抑制し、強い鎮痛作用があります。
- 活性型ビタミンD_3は腸管からのカルシウムの吸収を促進します。
- ビタミンK_2は骨形成を促進する作用があり、骨折の予防効果があります。

副甲状腺ホルモン薬（PTH）

- 副甲状腺ホルモン薬（PTH）の骨粗しょう症治療薬としてテリパラチドがありますが、テリパラチドには、連日皮下注射（フォルテオ）と週1回皮下注射（テリボン）があります。対象は骨折リスクの高い症例で、第一選択薬のビスホスホネート薬やSERMによる治療の効果が不十分な場合に使用されます。
- 2剤は投与期間に制限の違いがあります。フォルテオは在宅自己注射可能ですが、テリボンは週1回の通院または在宅訪問で投与します。

	フォルテオ皮下注	テリボン皮下注
一般名	**テリパラチド**	**テリパラチド酢酸塩**
用法	1日1回連日	1週間1回
1回量	20µg	56.5µg
投与期間	24ヶ月	72週（約18ヶ月）
投与法	在宅自己注射	通院または在宅訪問

ビスホスホネート

- ビスホスホネート薬は基本構造の側鎖の違いにより第一、第二、第三世代に分類されます。
- 側鎖の窒素原子の有無により骨吸収抑制活性や薬理作用が異なり

ます。
- ダイドロネルのみ非錐体骨折抑制効果がありません。
- 投与間隔の異なる薬剤の選択は患者のライフスタイルに合わせて行います。
- 週1回投与の薬剤は消化器症状出現で内服が困難な患者にとっては大変有用です。
- 起床時の服薬の負担が軽減されることもコンプライアンス向上のために有用です。

一般名	エチドロン	アレンドロン		リセドロン		ミノドロン	
商品名	ダイドロネル	ボナロン、フォサマック		ベネット、アクトネル		ボノテオ、リカルボン	
世代	第一	第二		第三		第三	
用法	1日200〜400mg食間2週投与後、10〜12週間休薬を繰返す	起床時1日1回5mg連日服用	起床時1回35mg 1週間毎服用	起床時1日1回2.5mg連日服用	起床時1回17.5mg 1週間毎服	起床時1日1回1mg連日服用	起床時1回50mg 4週間毎服用
骨吸収抑制効果	1	100〜1,000		1,000〜10,000		>10,000	

選択的エストロゲン受容体調節薬（SERM）

- 骨や脂質代謝に対してエストロゲン作用を示し、子宮や乳腺に対して影響を与えません。
- 女性ホルモン薬の問題点を回避し、骨吸収抑制作用を示します。
- 服薬の安全性が高いことから閉経後の女性に対する第一選択薬として推奨されています。
- 長期に動かない状態、例えば、長時間のバス、飛行機での旅行、手術時などの場合は、深部静脈血栓症が発症する危険性があるため、一時的に休薬することが望ましいと考えられます。

一般名	ラロキシフェン	バゼドキシフェン
商品名	エビスタ	ビビアント
錐体骨折予防	有り	有り
非錐体骨折予防	無し	有り

カルシトニン

- 骨粗しょう症による疼痛緩和やQOLの改善に使われます。
- 中枢セロトニン神経系を介する鎮痛作用を持ち、骨の破骨細胞のカルシトニン受容体に結合して骨吸収抑制作用があります。
- 疼痛改善には投与から2～6週間程度の期間が必要です。

一般名	エルシトニン
商品名	エルシトニン注
投与経路	筋注

活性型ビタミンD_3薬

- 活性型ビタミンD_3は、小腸でのカルシウムおよびリンの吸収を促進し、副甲状腺に作用し、副甲状腺ホルモンの合成と分泌を抑制します。
- カルシトリオール、アルファカルシドール、エルデカルシトールの3種類があります。
- エルデカルシトールはアルファカルシドールに比較して、骨密度増加効果が高く、骨折予防効果を示しています。
- 副作用として高カルシウム血症から腎不全を発症する場合があるため、血清カルシウム値を継続的にモニターすることが必要です。高カルシウム血症の初期症状は、悪心、吐き気、口渇、多尿、などです。

一般名	カルシトリオール	アルファカルシドール	エルデカルシトール
商品名	ロカルトロール	アルファロール	エディロール
用法	1日2回、1回0.25μg投与	1日1回、1回0.5～1μg投与	1日1回、1回0.75μg投与
作用	腸管からのカルシウム吸収促進		腸管からのカルシウム吸収促進、破骨細胞機能抑制により骨吸収低下効果
禁忌	高カルシウム血症、ビタミンD中毒	なし	妊婦、授乳婦

ビタミンK₂薬

- ビタミンK₂が不足した患者に使用されます。
- ビタミンK₂は骨芽細胞の産生物質に作用し、骨形成を促進して骨強度を高めます。骨吸収抑制の効果も認められています。
- 吸収には胆汁が必要なため、食後の服用が不可欠です。
- また、ワルファリンカリウムを服用中の患者には、ビタミンK₂がワルファリンカリウムの作用を減弱させるため禁忌です。

カルシウム薬

- カルシウム薬は食事からカルシウム摂取不足を補うために投与されます。
- 低下している血清カルシウム濃度を回復して、副甲状腺ホルモンの分泌を抑制し、骨吸収を阻害します。
- 骨粗しょう症の予防に対して食事からの摂取も含めて、1日800mg以上のカルシウムを摂取することを推奨されています。
- ビスホスホネートなどの他の骨粗しょう薬と併用される場合が多いです。
- カルシウム薬には無機塩と有機塩が存在しますが、有機塩のほう

が吸収されやすいためよく使用されています。

	無機塩	有機塩	
一般名	**リン酸水素カルシウム**	**L－アスパラギン酸カルシウム**	**乳酸カルシウム**
商品名	リン酸水素カルシウム	アスパラ－ＣＡ	乳酸カルシウム

第6章

抗血栓薬剤

血栓症の主な症状

血栓症

　血栓症は、血栓の形成によって血管の閉塞が起こり引き起こされますが、主な因子は、フィブリン形成に関わる凝固系と血小板が考えられます。

●抗凝固系薬
　心房細動などで塞栓した血管とは他の血管で血栓が形成され、それが病巣部に流れて発症する場合に使用します。血液の流れが止まり、凝固系が亢進して、血球が付くことで血栓を形成するからです。
●抗血小板薬
　心筋梗塞で血液自体に問題があり、血栓が形成する場合に使用します。動脈内の血流で血小板が血管に粘着しているためです。

抗血栓療法の分類

	抗凝固療法	抗血小板療法
病態	凝固系の活性化	血小板の活性化
血栓の形成場所	血液の流れが遅い静脈	血液の流れが速い動脈
原因	血液の流れうっ滞	動脈硬化
疾患	深部静脈血栓症、肺梗塞など	心筋梗塞、脳梗塞、閉塞性動脈硬化症など
薬剤	抗凝固薬	抗血小板薬

6-① 抗凝固薬

> **特徴**
>
> - 凝固系が亢進し、最終産物のフィブリンの産生が増加します。そこに、血小板や血球成分が絡み合って血栓が成長します。フィブリンは血小板凝集塊を強固にすることから抗凝固薬はフィブリンの形成に関わる凝固因子を阻害します。
> - 適応症について、ワーファリン、プラザキサ、イグザレルトに共通する適応症は、非弁膜症性の心房細動による塞栓症の抑制です。ワーファリンは、人口弁置換術、弁形成術後の血栓予防、心房細動併発、または左室内血栓を有する心筋梗塞の二次予防、静脈血栓症、肺塞栓症に適応があります。

疾患別の適応

- 僧帽弁狭窄症、機械弁の心房細動患者にはワーファリンが推奨されます。
- 代謝排泄経路が異なるため腎機能障害時、肝機能障害時で使用する薬剤が異なります。
- ワーファリンは腎排泄が少ないため、重篤な腎機能障害が無い限り使用可能になります。
- プラザキサ、イグザレルト、リクシアナは中程度の腎機能障害から減量が必要になります。
- 肝機能障害時は、プラザキサ、リクシアナは使用可能ですが、イグザレルトは中程度、ワーファリンは重篤な場合は禁忌になります。
- ワーファリンは相互作用が多いので併用には注意することが必要です。

> **〈ポイント〉**
> - 抗凝固薬はそれぞれ作用機序と部位が異なります。
> - 患者のリスクにより推奨薬剤が異なります。
> - ワーファリンは適応症が多くあります。

抗凝固薬の作用部位

一般名	主な商品名	作用部位
ワルファリン	ワーファリン	ビタミンK拮抗
ダビガトラン	プラザキサ	直接トロンビン阻害
リバーロキサバン	イグザレルト	第Xa因子阻害
エドキサバントシル	リクシアナ	第Xa因子阻害

適応症

	非弁膜症性心房細動患者における虚血性脳卒中及び全身性塞栓症	静脈血栓症	心筋梗塞症	肺塞栓症	脳塞栓症	緩徐に進行する脳血栓症
ワーファリン		●	●	●	●	●
プラザキサ	●					
イグザレルト	●					
リクシアナ		●※				

※下肢整形外科手術施行患者

薬物動態

	ワーファリン	プラザキサ	イグザレルト	リクシアナ
肝排泄	重篤時禁忌		中等度以上時禁忌	
腎排泄	重篤時禁忌	Ccr30未満禁忌	Ccr15未満禁忌	Ccr30未満禁忌

ワーファリンと相互作用がある代表的な薬剤

ビタミンK_2	ワルファリンの効果減弱。ワルファリンによる治療優先
NSAIDs	ワルファリンの効果減弱。
抗菌薬	抗菌薬の腸内細菌抑制作用によりビタミンK産生が抑制され、ワルファリンの作用増強。
抗不整脈薬	ワルファリンの作用増強。アミオダロンやプロパフェノン併用による肝薬物代謝を阻害するため。
オメプラゾール	ワルファリンの作用増強。オメプラゾールがワルファリンの肝薬物代謝酵素を阻害するため。

術前の薬剤中止時期の目安

一般名	商品名	中止時期	作用の可逆性
ワルファリン	ワーファリン	3日前	不可逆性
ダビガトラン	プラザキサ	1日前	可逆性
リバーロキサバン	イグザレルト	1日前	可逆性

6-2 抗血小板薬

特徴

- 抗血小板薬は薬剤によって適応症が異なります。
- 薬剤によって血小板を抑制する作用機序が異なります。
- 薬剤により代謝経路が異なります。
- 副作用は出血です。2剤以上併用する場合は特に注意しましょう。

アスピリン

- アスピリンは血小板のシクロオキシゲナーゼの酵素活性を阻害することでトロンボキサンA2の合成が阻害され、血小板凝集が抑制されます。
- クロピドグレルとチクロピジンはアデニル酸シクラーゼ活性を増強し血小板内cAMP産生を高め血小板凝集抑制を示します。

シロスタゾール

- シロスタゾールはホスホジエステラーゼ活性を阻害することで抗血小板作用を示します。

イコサペント酸

- イコサペント酸は血小板膜リン脂質中のEPA含有量を増加させ、アラキドン酸代謝を競合的に阻害することでTXA2産生を抑制し、血小板凝集抑制を示します。

ジピリダモール：ベラプロストナトリウム

- ジピリダモールはホスホジエステラーゼ活性阻害によるｃAMP濃度上昇、ベラプロストナトリウムは血小板膜のＰＧ受容体を刺激してアデニル酸シクラーゼ活性を増強、血小板内ｃAMP産生を高め血小板凝集抑制を示します。

サルポグレラート

- サルポグレラートは、５－ＨＴ２受容体への結合阻害により抗血小板作用を示します。

疾患別薬剤の選択

①虚血性心疾患

- 虚血性心疾患には、アスピリン、クロピドグレルに適応があります。
- ジピリダモールは虚血性心疾患やうっ血性心不全の適応がありますが、抗血小板作用は弱いとされています。

②虚血性脳血管障害

- 虚血性脳血管障害においては、心原性脳梗塞ではアスピリンが再発抑制効果がありますが、ワルファリンに比較すると効果は低いといわれています。
- 脳梗塞、一過性脳虚血発作の急性期にはアスピリンを48時間以内に早期投与が推奨されています。また、再発予防にアスピリン、クロピドグレル、シロスタゾール、チクロピジンの投与が有効です。

③末梢閉塞性動脈疾患

- 末梢閉塞性動脈疾患には、クロピドグレル、チクロピジン、シロスタゾール、イコサペント酸、ベラプロストナトリウムなどが有効です。

- チクロピジンは強力な抗血小板作用、アテローム性動脈硬化の進行抑制効果があります。

抗血小板薬の分類

一般名	商品名	虚血性心疾患	虚血性脳血管障害	末梢閉塞性動脈疾患	川崎病	くも膜下出血術後の血流障害
アスピリン	バイアスピリン	●	●		●	
クロピドグレル	プラビックス	●	●	●		
チクロピジン	パナルジン		●	●		●
シロスタゾール	プレタール		●	●		
イコサペント酸	エパデール			●		
ジピリダモール	ペルサンチン	●				
ベラプロストナトリウム	ドルナー			●		
サルポグレラート	アンプラーグ			●		
リマプロストアルファデクス	オパルモン			●		

アスピリンの禁忌と慎重投与

	該当患者	理由
禁忌	アスピリン喘息またはその既往歴がある。	重篤なアスピリン喘息を誘発する可能性がある。
慎重投与	消化性潰瘍の既往歴がある。	消化性潰瘍を再発させる可能性がある。

薬物動態と代謝経路

一般名	商品名	Tmax (hr)	T1/2 (hr)	主な代謝経路	薬物代謝酵素
アスピリン	バイアスピリン	4.00	0.44	腎排泄	なし
クロピドグレル	プラビックス	1.9	6.9	肝代謝 腎排泄	CYP 3A4、1A2、2B6、2C19
チクロピジン	パナルジン	2.03	1.61	肝代謝 腎排泄	CYP 2C19、2D6、3A4
シロスタゾール	プレタール	3.59	9.93	肝代謝 腎排泄	CYP 2C19、2D6、3A4
イコサペント酸	エパデール	6.00	58.91	肝代謝	なし
ジピリダモール	ペルサンチン	1.22	1.69	肝代謝	なし
ベラプロストナトリウム	ドルナー	1.42	1.11	肝代謝	CYP 2C8
サルポグレラート	アンプラーグ	0.889	0.753	肝代謝 腎排泄	CYP 2C19、2D6、3A4、1A2、2B6、2C9
リマプロストアルファデクス	オパルモン	0.42	0.45	肝代謝 腎排泄	なし

術前の薬剤中止時期の目安

一般名	商品名	中止時期	作用の可逆性
アスピリン	バイアスピリン	7日前	不可逆性
クロピドグレル	プラビックス	14日前	不可逆性
チクロピジン	パナルジン	7日前	不可逆性
シロスタゾール	プレタール	3日前	可逆性
イコサペント酸	エパデール	7日前	不可逆性
ジピリダモール	ペルサンチン	1日前	可逆性
ベラプロストナトリウム	ドルナー	1日前	可逆性
サルポグレラート	アンプラーグ	1日前	可逆性
リマプロストアルファデクス	オパルモン	1日前	可逆性

コラム 1

患者サイドに立った医療情報を探すには？

　患者さんから医療情報について質問されたとき、皆さんは出来るだけ確実な情報を提供したいと考えると思います。病気の治療や健康維持に有用な情報はどのように探したらよいのでしょう。医療関係者は患者さんの立場になってアドバイスすることが重要です。

　医療従事者向けの治療ガイドラインも作成されていますが、患者さんへの説明では、患者さん向けのガイドラインが非常に役に立ちます。科学的な根拠に基づいた事実だけでなく、「情報を受け取った患者さんが如何に安心して、次の行動に移れるか」など想像力を働かせて作成していることもポイントです。

　患者サイドから情報を発信する動画サイトもありますので、ぜひ活用してみてください（サイトは変更・閉鎖されることもありますのでご注意ください）。

❶病気の診療ガイドライン：マインズガイドラインセンター
　一般の方と医療提供者の双方が利用できるさまざまな医療関連情報
　http://minds.jcqhc.or.jp/n/public_user_main.php

❷病気や検査、薬剤　：慶応義塾大学病院　医療・健康情報サイト
　医師、医療スタッフが作成したオリジナルの医療・健康情報
　http://kompas.hosp.keio.ac.jp/

❸がんの治療法　：国立がん研究センター　「がん情報サービス」
　一般の方や医療専門家に対して、がんについて信頼できる、最新の正しい情報
　http://ganjoho.jp/public/index.html

❹患者体験記：NPO法人 健康と病いの語り ディペックス・ジャパン
　がんや認知症の体験談の動画や音声
　http://www.dipex-j.org/

第7章

循環器系に作用する薬剤

循環器系の主な症状

高血圧症

　軽い高血圧には、ほとんど何の症状も見られません。重度の高血圧を治療しないでいると、頭痛、めまい、息切れ、疲労感、などの症状が出現します。長期間継続している高血圧では心臓や血管、腎臓に損傷を与えることがあります。血管に動脈硬化が生じると、脳において脳出血、脳梗塞、心臓においては狭心症、心筋梗塞、心肥大などの合併症を発症します。腎臓では腎機能が低下し、腎不全や人工透析に至ることもあります。合併症にならないように予防することが高血圧治療の目的です。

降圧薬の選択

　降圧薬は種類が多く、組み合わせも数え切れないほど存在します。降圧薬の処方には原則があります。第一選択薬としてカルシウム拮抗薬かアンジオテンシンⅡ受容体拮抗薬（以下ＡＲＢ）を選択します。２番目は降圧度の大きさ、３番目は他剤併用、４番目は長時間型が選択されています。

〈ポイント〉

- 第一選択薬はCa拮抗薬またはＡＲＢになります。
  ＡＲＢ46.9％、Ca拮抗薬42.0％、ＡＣＥ阻害薬6.7％、その他4.4％
- 降圧力を重視します。
- 増量より併用します。
- 長時間型を選択します。

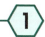

カルシウム拮抗薬（Ca拮抗薬）

特徴

- カルシウム拮抗薬を一言で表現すると、「患者を選ばず、降圧力最強」です。
- 作用機序は、血管平滑筋を弛緩させ血管を拡張します。投与されやすい患者は狭心症、脳血管障害慢性期、高齢者の方です。
- アムロジピンとニフェジピンが大きなシェアを占めていますが、他の薬剤も浮腫、頻脈の軽減、腎機能維持を目的に使用されることがあります。
- また、腎機能低下が進行したＣＫＤ患者のさらなる降圧のため、カルシウム拮抗薬同士を併用することもあります。
- ジルチアゼムなどのベンゾチアゼピン系の薬剤は降圧作用が穏やかですが、房室伝導系の抑制が強く常用量で心拍数を減少させるため狭心症にも有効です。
- ジヒドロピリジン系は末梢細動脈拡張作用が強いため降圧効果が高いことが特徴です。
- 半減期Ｔ１／２のみ判断すると、アムロジピンの効果が継続する印象を受けますが、ベニジピンは血中濃度と関係なく作用が持続します。

カルシウム拮抗薬の適応症、薬物動態

商品名	一般名	高血圧	腎実質性高血圧	狭心症	T1／2 (hr)	Tmax (hr)
カルブロック	アゼルニジピン	●			20.9	2.7
ノルバスク	アムロジピン	●		●	39.4	7.7
アテレック	シルニジピン	●			5.2	2.8
ランデル	エホニジピン	●	●	●	1.4	1.7
コニール	ベニジピン	●	●	●	1.7	0.8
アダラートCR	ニフェジピン	●	●	●	8.1	3
バイミカード	ニソルジピン	●	●	●	8.49-9.84	0.93-2.12
ヘルベッサーR	ジルチアゼム	●		●	7	14

カルシウム拮抗薬の禁忌、副作用、妊婦・授乳婦への投与について

商品名	一般名	併用禁忌薬	主な重大な副作用	妊婦・授乳婦への投与	過敏症への投与	その他
カルブロック	アゼルニジピン	アゾール系抗真菌薬、HIVプロテアーゼ阻害薬	徐脈、黄疸	●	●	
ノルバスク	アムロジピン		黄疸	●	●	
アテレック	シルニジピン		黄疸	●		
ランデル	エホニジピン		洞不全症候群	●		
コニール	ベニジピン		黄疸	●		心原性ショック
アダラートCR	ニフェジピン		黄疸	●	●	心原性ショック
バイミカード	ニソルジピン		肝障害	●	●	心原性ショック
ヘルベッサーR	ジルチアゼム		黄疸	●	●	重篤なうっ血性心不全等

7-2 アンジオテンシンⅡ受容体拮抗薬(ARB)

> **特徴**
>
> - ARBは、副作用が少なく、長時間作用し、安定した降圧効果が認められますが、最も高価な薬剤です。
> - 作用機序は、末梢血管を拡張し、交感神経を抑制します。投与されやすい患者は心不全、慢性腎臓病、糖尿病、高齢者の方です。
> - テルミサルタン、カルデサルタン、オルメサルタンの処方数が多いですが、他ARB薬剤においても処方数が分散していることが特徴的です。

ロサルタン

- 降圧力においては、アジルサルタン、オルメサルタンが強く、ロサルタンはやや弱いとの印象があります。
- ロサルタンは尿酸値上昇を抑制する効果があります。塩分の摂取が多く、利尿剤を使用する患者では、利尿剤に伴う尿酸値上昇を回避するため、あらかじめ投与する場合があります。
- 慢性心不全で血圧をあまり下げたくはない患者に対して、ロサルタンを少量投与する場合があります。心不全の悪化に関係するアンジオテンシンⅡの働きを阻害し心臓を保護するためです。

カルシウム拮抗薬との関連

- カルシウム拮抗薬にARBを追加の処方については、降圧効果とともに、アムロジピン等で生じた下肢浮腫を改善するためとも考えられます。

- カルシウム拮抗薬は細動脈まで拡張するのに対して、ＡＲＢは末梢血管の細動脈と細静脈を拡張するためです。

副作用について

- 糖尿病やメタボリックシンドロームの患者には、増量しても副作用が増えないためＡＲＢを積極的に増量するケースがあります。
- 副作用については、いずれの薬剤も重篤なものはほとんどなく、差はありません。また投与量を上げても副作用は増加しません。
- 頻度の高い副作用として、めまい、たちくらみ、ふらつき、頭痛、腹痛、吐気、などがあります。

ＡＲＢの特徴

一般名	商品名	降圧力	特徴
アジルサルタン	アジルバ	最強	最も降圧力が強い。夜間・早朝高血圧向き。
オルメサルタン	オルメテック	強	降圧力が強い。受容体親和性高い。効果発現が１週間程度と短い。食事、ＣＹＰ３Ａ４の影響ない。
テルミサルタン	ミカルディス	強	半減期が最も長く、夜間・早朝高血圧向き。腎保護効果あり。胆汁から100％排泄。
カルデサルタン	ブロプレス	強	ＡＣＥ阻害薬投与が適切でない時、慢性心不全適用。
イルベサルタン	アバプロ	強	半減期が長い。透析で除去されない。
バルサルタン	ディオバン	中	半減期が短いため就寝前投与向き。受容体親和性高い。
ロサルタン	ニューロタン	弱	降圧力はやや弱い。尿酸排泄作用あり。糖尿病性腎症適用。

ＡＲＢの適応症

一般名	商品名	高血圧	高血圧、尿蛋白を伴う2型糖尿病性腎症	腎実質性高血圧症	慢性腎不全（軽〜中等症）
アジルサルタン	アジルバ	○			
オルメサルタン	オルメテック	○			
テルミサルタン	ミカルディス	○			
カルデサルタン	ブロプレス	○		○	○
イルベサルタン	アバプロ	○			
バルサルタン	ディオバン	○			
ロサルタン	ニューロタン	○	○		

○：適応あり

ARBの薬物動態

一般名	商品名	T max (hr)	T 1/2 (hr)	排泄率(%) 糞	尿
アジルサルタン	アジルバ				
オルメサルタン	オルメテック	2	18	65	35
テルミサルタン	ミカルディス	0.5-1.0	21-38	98	2
カルデサルタン	ブロプレス	2-5	6-13	67	33
イルベサルタン	アバプロ	1.3-3	11-18	80	20
バルサルタン	ディオバン	2-4	6-10	80	20
ロサルタン	ニューロタン	1-1.5	1-3	65	35

ARBの食事の影響

一般名	商品名	食事の影響
アジルサルタン	アジルバ	影響なし
オルメサルタン	オルメテック	高脂肪食摂取後はCmaxが11%低下
テルミサルタン	ミカルディス	食後Cmax57%、AUC32% 低下
カルデサルタン	ブロプレス	影響なし
イルベサルタン	アバプロ	食後Cmax低下は有意ではない、AUC16% 低下
バルサルタン	ディオバン	食後Cmax37%、AUC45%低下
ロサルタン	ニューロタン	食後Cmax有意に低い、AUC低下

〈ポイント〉

- ブロプレス、オルメテック、アジルバは食事の影響を受けないと考えられます。
- ディオバンとミカルディスは食事の影響があります。

7-3 ＡＣＥ阻害薬

特徴

- ＡＣＥ阻害薬は、ＡＲＢと同じＲＡ系阻害薬に分類されることが多いですが、作用機序や効果が若干異なります。
- 副作用の咳のため、ＡＲＢに隠れて目立ちませんが、エビデンスはＡＣＥ阻害薬の方が充実しています。
- 作用機序は、ＲＡ系の阻害とブラジキニン系の活性化です。投与されやすい患者は心不全、慢性腎臓病、糖尿病、高齢者の方です。
- エナラプリル、イミダプリル、ペリンドプリルの処方数が多いですが、エナラプリルは１日１回投与で長期間作用型として初期に発売され、慢性心不全の適用があるため選択されていると考えられます。

選択の基準

- ＡＣＥ阻害薬を選択する基準としては最大用量と持続時間になります。
- 海外並みの用量を使用すれば高い降圧効果や心保護作用が得られます。
- 持続時間が長いだけ降圧作用が持続し、心組織のＡＣＥ活性も長時間抑制されます。

最大用量について

- ペリンドプリルは８mgが最大用量ですが、心不全や左室肥大のケースには積極的に増量を行うこともあります。

- 心不全や心筋梗塞、動脈硬化が強い患者はＲＡ系が亢進しているため、臓器保護を期待して、ＡＣＥ阻害薬を最大用量まで使用します。

就寝前の投与

- 就寝前の投与により早朝の高血圧を是正する効果が高くなります。
- １日全体の降圧効果が強化され、早朝高血圧にも効果があります。その際、使用する薬剤は、Ｔ／Ｐ比が高い長時間作用型のＡＣＥ阻害薬になります。
- 就寝前に投与すると咳が出にくくなります。

継続投与

- ＡＣＥ阻害薬の継続投与ができなくなるのは90％が咳による副作用になります。
- 咳が出た場合も、約80％は自然経過で消失しますので患者に説明するとよいでしょう。

頻度の高い副作用について

副作用については、頻度の高い副作用として、咳、めまい、たちくらみ、ふらつき、頭痛、腹痛、吐気、などがあります。

ＡＣＥ阻害剤の特徴

一般名	商品名	特徴
エナラプリル	レニベース	ＳＨ基の代わりにＣＯＯＨ基を最初に用いた。心保護作用あり。
イミダプリル	タナトリル	国産のプロドラッグ。空咳の頻度が低い。
ペリンドプリル	コバシル	降圧効果の持続性を示すＴ／Ｐ比が100％に近く持続性が高い。

一般名	商品名	特徴
テモカプリル	エースコール	腎と糞中に50％ずつ排泄。
リシノプリル	ロンゲス	エナラプリル活性体のエナラプリラートのリジン誘導体。肝代謝をほとんど受けずに未変化体のまま腎排泄される。
トランドラプリル	オドリック	半減期が長い。
シラザプリル	インヒベース	消化管からの吸収が高い。プロドラッグで、肝で約80％が活性体に変換される。
カプトプリル	カプトリル	経口投与可能なＡＣＥ阻害薬として初めて開発。蛋白尿、味覚異常、皮疹に注意する。
アラセプリル	セタプリル	国産で初めてのＡＣＥ阻害薬。カプトプリルから誘導されたＳＨ基含有のプロドラッグ。
ベナゼプリル	チバセン	プロドラッグ

ＡＣＥ阻害薬の適応症

一般名	商品名	適応症			
		高血圧症	腎性高血圧症	腎血管性抗血圧症	その他
エナラプリル	レニベース	●	●	●	悪性高血圧 慢性心不全
イミダプリル	タナトリル	●			腎実質性高血圧 糖尿病性腎症
ペリンドプリル	コバシル	●			
テモカプリル	エースコール	●		●	腎実質性高血圧
リシノプリル	ロンゲス	●			慢性腎不全
トランドラプリル	オドリック	●			
シラザプリル	インヒベース	●			
カプトプリル	カプトリル	●	●	●	悪性高血圧
アラセプリル	セタプリル	●	●		
ベナゼプリル	チバセン	●			

●：適応あり

ＡＣＥ阻害剤の薬物動態

- 多くのＡＣＥ阻害薬は腎排泄で尿中に排泄されますが、胆汁に排泄される薬剤も存在します。
- 腎機能障害や高齢者への投与には排泄部位を考慮して薬剤を選択します。

一般名	商品名	T max (hr)	T 1/2 (hr)	排泄部位 腎	肝
エナラプリル	レニベース	4	14	●	
イミダプリル	タナトリル	2	2	●	●
ペリンドプリル	コバシル	5.0-10.7	β 57.3-105.4	●	
テモカプリル	エースコール	1.0-1.6	α 1.4-1.6 β 14.5-21.5	●	●
リシノプリル	ロンゲス	6.7	α 4.5 β 33.7	●	
トランドラプリル	オドリック	2.8-6.8	α 5.8-29.6 β 96.7-187.7		●
シラザプリル	インヒベース	2.0-2.1	α 2.0-2.6	●	
カプトプリル	カプトリル	1	0.43	●	
アラセプリル	セタプリル	3.4	2.6	●	
ベナゼプリル	チバセン	1.2-1.5	3.7-8.2	●	●

ＡＣＥ阻害薬の主な副作用

- ＡＣＥ阻害薬の副作用に共通しているのは、K（カリウム）値上昇と血管浮腫です。
- 血管浮腫は投与後1～21日、初期症状として唇、舌、口腔内、まぶた、顔などが膨れます。
- 発現機序として血管に作用するキニンが皮下組織に蓄積することで血管浮腫が現れるといわれています。ほとんどの場合、ＡＣＥ阻

害薬を中止すれば1～3日程度で症状は消失します。

一般名	商品名	主な副作用			
		血管浮腫、高K血症	急性腎不全	膵炎	血小板減少症
エナラプリル	レニベース	●	●	●	●
イミダプリル	タナトリル	●	●		●
ペリンドプリル	コバシル	●	●		
テモカプリル	エースコール	●			●
リシノプリル	ロンゲス	●		●	●
トランドラプリル	オドリック	●	腎機能障害増悪		
シラザプリル	インヒベース	●	●	●	
カプトプリル	カプトリル	●	●	●	
アラセプリル	セタプリル	●			
ベナゼプリル	チバセン	●			

●：該当あり

ＡＣＥ阻害の妊婦への投与

- 妊娠または妊娠している可能性のある女性にはＡＣＥ阻害剤は投与しません。
- 投与中に妊娠が判明した場合には、投与を中止します。
- 妊娠中期、末期にＡＣＥ阻害剤を投与されていた高血圧症の患者では、羊水過少症、胎児や新生児の死亡、新生児の低血圧、腎不全、高Ｋ血症などが報告されています。

7-4 利尿薬

> **特徴**
>
> ● 利尿薬は、古くから高血圧治療に使用されてきましたが、単独で処方されることは少なくなりました。近年では、ＡＲＢとの配合薬の登場で処方される機会が増えました。
>
> ● 利尿薬で降圧効果を期待する場合、サイアザイド系を使用することが一般的です。しかし、降圧を目的とする場合はループ利尿薬や他の種類の利尿薬を併用する場合もあります。
>
> ● 作用機序は、Naと水分の再吸収抑制で循環血流量を減少させます。

サイアザイド系利尿薬

- サイアザイド系利尿薬は用量依存で副作用が増加するため、少量から使用することが原則になります。常用量の１／４から１／２で使用すると、血糖値や尿酸値の上昇は少なくなります。少量で効果があるＲＡ系阻害薬のお供とのイメージです。
- 塩分摂取量が多い患者にはサイアザイド系利尿薬が選ばれます。塩分摂取量の多い患者は水分貯留により循環量が増加しているため、利尿薬で塩分と水分を減少させることは病態に適しています。
- サイアザイド系利尿薬が投与されやすい患者は、心不全、脳血管障害慢性期、腎症の方です。
- 最も利尿作用が強いのは、ループ利尿薬です。最もNaを再吸収している遠位尿細管に働くため、多くの水分を排出でき、心不全や浮腫の治療に使用されます。
- サイアザイド系は下流で作用するのでNaを再吸収していない部

位で働くため利尿作用は弱くなります。ただし、長時間に効果があることから降圧薬として使用されています。

K保持性利尿薬

- K保持性利尿薬は、サイアザイド系のさらに下流で働くために利尿作用はさらに弱くなります。
- アルドステロン活性化を抑制しRA系も抑制されるため、降圧薬として使用されます。
- 腎臓や心臓の線維化を抑えることも期待されています。
- アルドステロンは代謝異常に深く関係しているので、内臓肥満や脂質代謝異常、糖尿病の患者には特に効果が期待できます。

主な利尿薬の特徴

	一般名	商品名	特徴
サイアザイド系	ヒドロクロロチアジド	ヒドロクロロチアジド	遠位尿細管でのNa、Cl共輸送体阻害
	トリクロルメチアジド	フルイトラン	
	インダパミド	ナトリックス	
ループ系	フロセミド	ラシックス	ヘレンループ上行脚でのNa、K、Cl共輸送体阻害
	アゾセミド	ダイアート	
	トラセミド	ルプラック	
K保持性	スピロノラクトン	アルダクトンA	集合管でのミネラルコルチコイド受容体阻害
	エプレレノン	セララ	

利尿薬の適応

	利尿作用	降圧力	用途
サイアザイド系	中	中	高血圧、心不全、腎不全
ループ系	強	低	心不全、腎不全、浮腫
Ｋ保持性	低	中	心不全、臓器浮腫、高血圧

利尿薬とＡＲＢ　配合薬剤の例

商品名	ＡＲＢ	利尿剤薬
プレミネント配合錠ＬＤ	ロサルタン50mg	ヒドロクロロチアジド12.5mg
エカードＬＤ	カンデサルタン４mg	ヒドロクロロチアジド6.25mg
エカードＨＤ	カンデサルタン８mg	ヒドロクロロチアジド6.25mg
ミコンビＡＰ	テルミサルタン40mg	ヒドロクロロチアジド12.5mg
ミコンビＢＰ	テルミサルタン80mg	ヒドロクロロチアジド12.5mg

利尿薬の副作用

- 利尿剤は他の降圧剤よりも副作用が起こりやすいともいわれています。
- サイアザイド系とループ系の共通する多くは低Ｋ血症や腎機能低下となっています。
- ＡＣＥ阻害薬の副作用に共通する副作用は、脱水、低Ｋ（カリウム）血症、低Na血症となります。低Na血症の初期症状は、軽度の疲労感、重症化すると昏迷や痙攣が起こることがあります。

サイアザイド系利尿剤の主な副作用

副作用	原因	対処方法
低K血症	尿中排泄増加 体液減少に伴うRA系亢進	高度の場合：薬剤減量または中止
低Mg血症	尿中排泄増加	高度の場合：薬剤減量または中止
耐糖能異常、糖尿病コントロール悪化	インスリン分泌低下 インスリン感受性低下	薬剤減量 高度の場合：薬剤減量または中止
痛風	尿酸の再吸収の亢進 尿酸分泌促進	薬剤減量、痛風発作では中止、痛風既往歴の場合は禁忌

7-5 β遮断薬

特徴

- β遮断薬が処方されている場合、多くは心疾患を疑うべきでしょう。心不全、頻脈の治療目的で使用されていることが多いためです。
- β遮断薬は降圧効果よりも、生命予後を改善する効果が非常に高く評価されています。
- 処方されるのは、カルベジロールやビソプロロールが多くなっています。
- β遮断薬は、徐脈や心不全の悪化、糖脂質代謝への影響が懸念され、血圧降下の目的にはあまり使用されていません。しかし、降圧薬として第一選択ではありませんが、他の降圧薬には無い効果があります。心筋梗塞後、心不全患者における死亡率を減少させる効果が証明されています。
- 作用機序は、交感神経活性の抑制により血圧を低下させます。

β遮断薬の種類

- β遮断薬は種類も多く、α遮断性、$β_1$選択性、内因性交感神経刺激作用(ISA)の有無により分類されます。
- 実際に使用されている薬剤は、カルベジロールやビソプロロールですが、「生命予後改善のエビデンスが多い」、「慢性心不全に適用がある」という理由があります。
- プロプラノロールは半減期が短く、主に頻拍発作時、甲状腺機能亢進症の頓用で使用されています。

- また、アテノロールやメトプロロールはβ_1選択性薬剤として使い慣れている理由で処方する医師もいます。

まずは心疾患を疑う

- 薬局でβ遮断薬の処方せんを受け取った場合、まずは心疾患を疑うことになります。
- β遮断薬は降圧薬ではありますが、不整脈、心房細動にも使用され、心不全、頻脈、狭心症、心筋梗塞後の適応があります。
- 心不全では、カルベジロール1.25mg、ビソプロロール0.625mgから慎重に投与されますが、降圧目的であればカルベジロール5〜10mg、ビソプロロール2.5mgから開始されるため見分けがつきます。

単独で処方されている場合

- β遮断薬を単独で処方されている場合は、頻脈の患者が考えられます。
- 交感神経が活性化している働き盛りで、常時ストレスを感じている患者にはβ遮断薬が使用されるケースも多いと考えられます。
- アロチノロールは、本態性振戦に使用され、プロプラノロールは片頭痛の適応もあります。

β遮断薬の特徴

一般名	商品名	適応	β_1選択性	α遮断性	半減期(hr)
カルベジロール	アーチスト	狭心症 心不全		●	8
ビソプロロール	メインテート	狭心症 心不全 不整脈	●		8−9

一般名	商品名					
アテノロール	テノーミン	狭心症 不整脈	●			6－9
メトプロロール	セロケン	狭心症 不整脈	●			3－4
プロプラノロール	インデラル	狭心症 不整脈				2－6
アロチノロール	アロチノロール	狭心症 不整脈			●	7
セリプロロール	セレクトール	狭心症	●			1.4－4.8
ベタキソロール	ケルロング	狭心症	●			13－19

●：適応あり

β遮断薬の薬物動態

- β遮断薬は脂溶性で肝代謝が多いですが、アテノロールは水溶性の腎排泄型のため腎機能低下時には注意が必要です。

β遮断薬の禁忌

一般名	商品名	気管支喘息	低血圧	重度の末梢循環障害	未治療の褐色細胞腫	異形狭心症
カルベジロール	アーチスト	●			●	
ビソプロロール	メインテート			●	●	
アテノロール	テノーミン		●	●	●	
メトプロロール	セロケン		●	●	●	
プロプラノロール	インデラル	●	●	●	●	●
アロチノロール	アロチノロール	●			●	
セリプロロール	セレクトール					
ベタキソロール	ケルロング					

●：該当あり

β遮断薬の開発の歴史

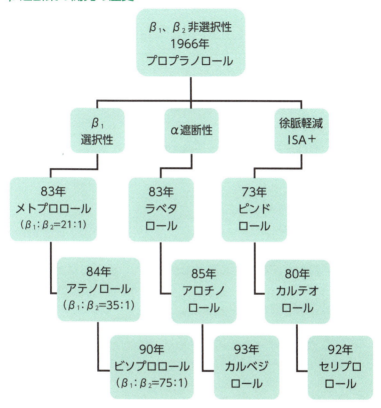

死亡原因について

厚生労働省から「平成26年人口動態統計月報年計（概数）の概況」が発表されましたが、出生数は前年より2万6284人減の100万3532人、死亡数は前年より4584人増の127万3020人でした。自然増減数は26万9488人減となり、8年連続でマイナスになりました。

がんが原因で死亡する人は全体の約30％

死亡数の割合を死因別でみると右の通りですが、およそ3.5人に1人はがんが原因で死亡しています。

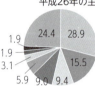

平成26年の主な死因別割合(%)

1位 ■悪性新生物（がん）
2位 ■心疾患
3位 ■肺炎
4位 ■脳血管疾患
■腎不全　■不慮の事故
■老衰　　■その他
■自殺

男性は肺がん、女性は大腸がんや肺がん、乳がんが上昇

がん10万人あたりの死亡数を部位別に年次推移でみると、男性は肺がんの上昇率が最も高く、86人となっています。女性では大腸がん34.6人と肺がん32.4人と上昇傾向にあります。乳がんも増加傾向にあります。増加傾向にある肺がん、大腸がん、乳がんはいずれも検診で早期発見できるがんですので、定期的ながん検診を患者さんに勧めて、早期に発見して、がんで命を落とすリスクを減らしていきましょう。

最近は女性タレントが乳がんで手術を受けたことが話題になっていますが、乳がんは早期に治療を始めれば5年生存率90％以上と良好な治療成績が得られています。

乳がん検診には自治体のがん検診の『対策型』と人間ドックなどの『任意型』があります。乳がんの『対策型』検診は、40歳以上の女性を対象に1年おきのマンモグラフィと視触診が推奨されています。30歳代では『任意』検診になりますが、祖母、母、姉妹に乳がんになった方がいる場合、遺伝子検査の結果、乳がんになりやすい遺伝子変異がある場合は20歳代のうちから検診を受けることをお勧めします。

第8章

呼吸器系に作用する薬剤

8-① 気管支喘息治療薬

特徴

- 気管支喘息は慢性的な気道の炎症によって気道過敏症となり、増悪因子により気道の収縮や粘膜の浮腫、分泌物の増加を伴う可逆的な気道狭窄を起こす疾患です。
- 気道炎症は好酸球やTリンパ球、肥満細胞の浸潤を特徴とします。発作を減らし喘息をコントロールするには、この気道の炎症を抑えることが重要なポイントです。
- また、気道の炎症にはアレルギー反応による炎症＝アトピー型とそれとは異なる仕組みによって起こる炎症＝非アトピー型があります。アトピー型ではアレルゲンを特定しその除去を行うこと（原因療法）が重要です。

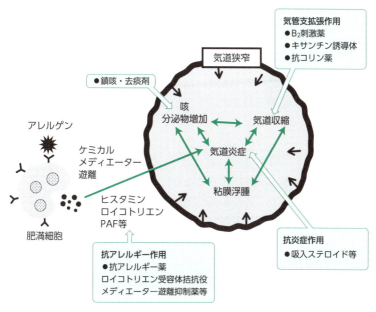

気管支喘息に使われる主な薬剤の作用点

〈ポイント〉

- 喘息発作を起こさないためのポイントは気道の炎症を抑えること。
- 長期管理には気道炎症を抑える吸入ステロイド薬が第一選択。

発作治療薬と長期管理薬

- 喘息治療薬は発作時に使う発作治療薬(レリーバー)と発作予防のための長期管理薬(コントローラー)に分けられます。
- 発作治療薬には気道狭窄を改善する気管支拡張薬(β_2刺激薬:

SABA)の吸入薬が有用です。
- 長期管理薬には慢性の気道炎症を抑えるため、抗炎症作用が強く副作用の少ない吸入ステロイド薬(ICS)が第一選択で使われています。ほかに、従来から使用されている徐放性テオフィリン薬、経口β2刺激薬、抗アレルギー薬も、吸入ステロイド薬を補助する治療薬として用いられます。

治療目標・診断

喘息の治療目標は以下のようになります。
(1) 健常人と変わらない生活と運動ができる。
(2) 正常に近い肺機能を維持する。
(3) 夜間や早朝の咳、呼吸困難がなく、睡眠が十分できる。
(4) 喘息発作がなく、増悪しない。
(5) 喘息で死亡しない。
(6) 治療薬による副作用がない。
(7) 非可逆的な気道リモデリングを防ぐ。

喘息治療は喘息症状の特徴や呼吸機能の測定により患者の重症度を4段階に分け、それに応じて薬剤の使用方法を変える段階的治療が推奨されています。

- ステップ1【軽症間欠型】

症状は週1回未満、軽く間欠的で短い。
夜間症状は月2回未満。
ピークフロー値は80％以上、日内変動率は20％以内。
- ステップ2【軽症持続型】

症状は週1回以上毎日ではなく、月2回以上日常生活や睡眠が妨げられる。
夜間症状は月2回以上。

ピークフロー値は70〜80％、変動率は20〜30％。
- ステップ3【中等症持続型】

症状は慢性的、週1回以上日常生活や睡眠が妨げられる。

吸入β₂刺激薬の頓用がほぼ毎日必要　夜間症状は週1回以上。

ピークフロー値は60〜70％、変動率は30％以上。
- ステップ4【重症持続型】

症状は持続、治療してもしばしば増悪。

日常生活や睡眠が大きく制限され、夜間症状もしばしばである。

ピークフロー値は60％未満、変動率は30％以上。

薬物治療

薬物治療は大きく2つに分けられます。長期管理薬（コントローラー）は喘息症状を軽減させて肺機能を正常化し、発作を予防することが目的で、発作治療薬（レリーバー）は短時間で発作を抑えることが目的です。

〈ポイント〉

- 長期管理薬（コントローラー）吸入ステロイド（ＩＣＳ）・抗アレルギー薬・徐放性テオフィリン製剤・長時間作用型β2刺激薬（ＬＡＢＡ）等
- 発作薬（レリーバー）短時間作用型（ＳＡＢＡ）経口ステロイド等

ステップに合わせて治療を開始し、喘息症状の改善が3ヶ月間続いたら薬剤の段階を下げて「ステップダウン」し、喘息状態悪化や現在の薬剤で十分コントロール不良のときは治療を「ステップアップ」（治療強化）します。

		治療ステップ1	治療ステップ2	治療ステップ3	治療ステップ4
長期管理案	基本療法	吸入ステロイド薬（低用量） 上記が確認できない場合以下のいずれかを用いる ロイコトリエン受容対拮抗薬 テオフィリン徐放製剤 （症状がまれであれば必要なし）	吸入ステロイド薬（低〜中用量） 上記で不十分な場合に以下のいずれか1剤を使用 長時間作用β_2刺激薬 ロイコトリエン受容体拮抗薬 テオフィリン徐放製剤	吸入ステロイド薬（中〜高用量） 上記で下記のいずれか1剤、あるいは複数を併用 長時間作用β_2刺激薬 ロイコトリエン受容体拮抗薬 テオフィリン徐放製剤	吸入ステロイド薬（高用量） 上記に下記の複数を併用 長時間作用β_2刺激薬 ロイコトリエン受容体拮抗薬 テオフィリン徐放製剤 上記のすべてでも管理不良の場合下記のいずれか、あるいは両方を追加 抗IgE抗体 経口ステロイド薬
	追加治療	ロイコトリエン受容体拮抗薬以外の抗アレルギー薬	ロイコトリエン受容体拮抗薬以外の抗アレルギー薬	ロイコトリエン受容体拮抗薬以外の抗アレルギー薬	ロイコトリエン受容体拮抗薬以外の抗アレルギー薬
発作治療		吸入短時間作用性β_2刺激薬	吸入短時間作用性β_2刺激薬	吸入短時間作用性β_2刺激薬	吸入短時間作用性β_2刺激薬

喘息の長期管理における重症度に対応した段階的薬物療法

長期管理薬（コントローラー）

同じ種類薬での使い分け

①吸入ステロイド薬：ICS

- 吸入ステロイドは抗炎症作用に優れており、経口ステロイドに比べて全身性の副作用は極めて少ないため、軽度〜重症の気管支喘息治療の第一選択薬として用いられています。しかし長期で使用することにより口腔カンジダ症、嗄声、口腔・咽頭刺激感、気道感染症

などのリスク増加に注意が必要です。

ICS

薬剤名	主な商品名	
ブデソニド	パルミコートタービュヘイラー	DPI製剤
フルチカゾンプロピオン酸エステル	フルタイドディスカス	DPI製剤
	フルタイドロタディスク	DPI製剤
	フルタイドエアゾール	MDI製剤
ベクロメタゾンプロピオン酸エステル	キュバールエアゾール	MDI製剤
シクレソニド	オルベスコインヘラー	MDI製剤
モメタゾンフランカルボン酸エステル	アズマネックスツイストヘラー	MDI製剤

〈ポイント〉

- 吸入ステロイドは気管支喘息の第一選択薬として使われています。
- ドライパウダー製剤(DPI)と定量噴霧式吸入器(MDI)に分類し、それぞれの特徴により使い分けます。

- 中枢気道には平均粒子径が2～6μmの薬剤が、末梢気道には平均粒子径が2μmより小さい薬剤が沈着すると考えられています。
- フルタイドディスカスやパルミコートなどのドライパウダー製剤(DPI)は中枢気道に沈着しやすく、キュバールやオルベスコなどの定量噴霧式吸入器(MDI)は粒子が細かく末梢気道まで届きやすいため症状が再燃しやすい末梢気道の炎症が強い患者に有効といわれています。

ドライパウダー製剤（DPI）

ディスクヘラー・ディスカス・タービュヘイラーなどは、吸入器を口でくわえ自分のタイミングで薬を吸いこむことができますが、ドライパウダーを吸入するためには吸気流速が60〜90L／分程度必要とされています。

- フルタイドロタディスク・ディスカス：添加物は乳糖。強力な抗炎症作用をもっていますが、粒子が大きいため肺沈着率は低めです。
- パルミコート：タービュヘイラーというデバイスが装着されているため添加物はありません。粒子はディスカスより小さいため肺沈着率は中程度です。またパルミコートは安全に関するデータが多く妊娠中や授乳中の患者にも使いやすい薬剤です。

定量噴霧式吸入製剤（MDI）

エアゾールなど薬剤が入っているボンベを加圧すると吸入器からガスと一緒に薬剤が噴霧されます。呼吸機能が低下した時や高齢者や小児でも吸入できますが加圧時に吸うタイミングを合わせる（同調）必要があります。吸入補助器具（スペーサー）等を使用すると、乳幼児でも吸入できます。

- フルタイドエアー：強力な抗炎症作用をもっていますが、粒子がやや大きく肺沈着率は中程度です。
- キュバール：添加物はエタノール。粒子径が小さいため肺沈着率は高めです。
- オルベスコ：1日1回の吸入でOK。咽頭では活性化されずに肺や気道局所で活性化されるため副作用の口腔カンジダ症や嗄声、喉頭炎の発現率が低いとされています。

- アズマネックス：ツイストヘラーというデバイスを使用しており呼気速度の低下した患者でも安定した吸入ができます。粒子径が小さく肺到達率も高めです。

同じ種類薬での使い分け
②長時間作用型吸入β_2刺激薬（ＬＡＢＡ）

- ＬＡＢＡは、気管支平滑筋のβ_2受容体を刺激し細胞内ｃＡＭＰの増加によるプロテインキナーゼＡの活性化作用を介して気管支平滑筋を弛緩させます。気管支拡張剤のうち12時間以上効果の持続する薬剤を長時間型としています。

ＬＡＢＡ

薬剤名	主な商品名	
サルメテロールキシナホ酸塩	セレベントディスカス	
	セレベントロタディスク	
ホルモテロールフマル酸塩	オーキシス	COPDの項
インダカテロールマレイン酸塩	オンブレス	COPDの項

オンブレスとオーキシスはＣＯＰＤ（慢性閉塞性肺疾患）のみの適応。

- 低用量から中用量の吸入ステロイド薬で効果不十分な場合、吸入ステロイドに追加併用して使用します。

同じ種類薬での使い分け
③吸入ステロイド薬（ＩＣＳ）＋長時間作用型吸入β_2刺激薬（ＬＡＢＡ）──合剤

【2薬剤を併用することによる相乗効果】
- ステロイド→β_2刺激作用↑

ステロイドが細胞核内に入りβ_2受容体のｍＲＮＡの発現誘導を介してβ_2受容体数を増加させてβ_2刺激薬の効果を高めます。

- β_2刺激薬→ステロイド↑

　β_2刺激薬がステロイド薬と結合したＧＲ複合体の核内移行を促進させ、ステロイド受容体遺伝子の転写活性を促進することによって炎症を抑制する蛋白質の産生を促進させステロイドの作用を増強します。

- 『喘息予防・管理ガイドライン2012』（日本アレルギー学会）では、合剤ＩＣＳ＋ＬＡＢＡは「治療ステップ２」（重症度分類「軽症持続型」相当）以上に使用することを推奨しています。

ＩＣＳ／ＬＡＢＡ

薬剤名	主な商品名
プロピオン酸フルチカゾン＋サルメテロールキシナホ酸塩	アドエアディスカス
	アドエアエアゾール
ブデソニド＋ホルモテロールフマル酸塩	シムビコートタービュヘイラー
プロピオン酸フルチカゾン＋ホルモテロールフマル酸塩	フルティフォームエアゾール
フルチカゾンフランカルボン酸エステル＋ビランテロールトリフェニル酢酸塩	レルベアエリプタ

2013年フルティフォームとレルベアが発売されました。

- シムビコート（ブデソニド＋ホルモテロールフマル酸塩）は、2012年６月にSMART療法としての用法・用量が追加承認されました。シムビコートを定期吸入するだけでなく、急性増悪時にも頓用吸入します（定期吸入と頓用吸入合わせて１日８吸入まで使用できます）。成分のホルモテロールに即効性と遅効性の効果があり、速やかな効果発現に加え、長期にわたるコントロールが可能なことから１剤でコントローラーとリリーバーの両方の役割を果たします。しかし、シムビコートには小児適応がないので注意が必要です。

- フルティフォームは定量噴霧式エアゾール製剤（pMDI）。
- レルベアは1日1回の吸入でコントロールが可能になった初めてのICS/LABAの合剤です。エリプタというやや大きめ吸入器デバイスを用います。

発作薬（リリーバー）

- 喘息発作には主に吸入短時間作用型β_2刺激薬（ＳＡＢＡ）が使われます。

薬剤名	主な商品名	噴射回数
サルブタモール硫酸塩	サルタノールインヘラー	約200回
	アイロミール	約200回
	ベネトリン吸入液	
プロカテロール塩酸塩水和物	メプチンエアー	約100回
	メプチンキッドエアー	約100回
	メプチンクリックヘラー	200回
	メプチン吸入液	
フェノテロール臭化水素酸塩	ベロテックエロゾル	約200回
硫酸イソプロテレノール配合	ストメリンＤエアロゾル	約60回

- 使用開始時に手の震えや心臓がドキドキすることがあります。続けていくうちにほとんど起こらなくなりますが、注意が必要です。
- 重症発作には無効です。
- 連用が必要なほどの発作の場合は長期管理ができていない恐れがあります。
- その他、気管支を広げる働きと、炎症を抑える働きの両方を持つテオフィリン薬や経口ステロイド薬、吸入抗コリン薬が短時間作用性β刺激薬と一緒に使われることがあります。

8-2 慢性閉塞性肺疾患（COPD）治療薬

特徴

- 慢性閉塞性肺疾患（COPD）はたばこ煙を主とする有害物質を長期間暴露されたことで肺が炎症を起こし気流閉塞を起こします。
- 気流閉塞とは1秒率（FEV_1/FVC）と1秒量（FEV_1）の低下で示される機能的な呼吸器障害を総称するもので、年齢や体格、性別ごとに設定された予測1秒率に対する比率を表す予測1秒率比（%FEV_1）により分類されます。

安定期慢性閉塞性肺疾患（COPD）の管理

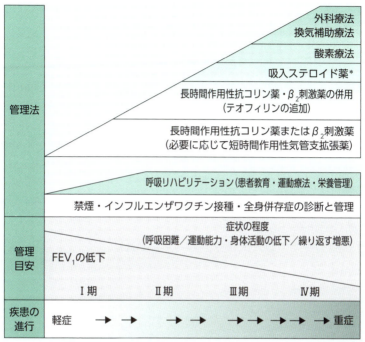

＊増悪を繰り返す症例には、長時間作用性気管支拡張薬に加えて吸入用ステロイド薬や喀痰調整薬の追加を考慮する。

(COPD診断と治療のガイドラインより抜粋)

病期分類

- この病期分類は気流閉塞の程度による分類であって疾患の重要度による分類ではないため、労作時呼吸困難等の症状や増悪の頻度を加味し、重症度を総合的に判断したうえで治療法を選択する必要があります。

COPD

- またＣＯＰＤの特徴は進行性であることです。そのため症状およびＱＯＬ（quality of life：生活の質）の改善が治療目標です。

長期管理薬（コントローラー）

- 安定期の患者に対しては、これまで第一選択薬は「長時間作用性抗コリン薬（または長時間作用性β_2刺激薬）」でしたが、2013年改訂で「長時間作用性抗コリン薬またはβ_2刺激薬（必要に応じて短時間作用性気管支拡張薬）」となり、長時間作用性抗コリン薬（LAMA）と長時間作用性β_2刺激薬（LABA）の推奨レベルが同等になりました。

同じ種類薬での使い分け
①長時間作用性吸入抗コリン薬（ＬAMA）

薬剤名	主な商品名
チオトロピウム臭化物水和物	スピリーバー
グリコピロニウム臭化物	シーブリ

- ＬAMAはムスカリンＭ３受容体に拮抗することにより迷走神経由来のアセチルコリンによる気管支平滑筋収縮を抑制します（抗コリン作用）。
- １日１回の吸入で気流閉塞の改善や努力肺活量の増加など24時間持続させます。
- また気管支拡張作用以外に抗炎症作用、気道の抗線維化やリモデリング抑制作用などが報告されています。
- ＬAMAは体内吸収率が低く常用では全身性副作用は少ないと言われていますが、チオトロピウムとグリコピロニウムともに、緑内障や、前立腺肥大症などによる排尿障害がある患者は禁忌となっています（グリコピロニウムで禁忌となるのは閉塞隅角緑内障のみ）。

同じ種類薬での使い分け
②長時間作用性吸入β₂刺激薬（LABA）

薬剤名	主な商品名	
サルメテロールキシナホ酸塩	セレベントディスカス	
	セレベントロタディスク	
ホルモテロールフマル酸塩	オーキシス	適応COPD
インダカテロールマレイン酸塩	オンブレス	適応COPD

- LABAは、気管支平滑筋のβ2受容体を刺激し細胞内ｃAMPの増加によるプロテインキナーゼAの活性化作用を介して気管支平滑筋を弛緩させることで、気流制限や肺過膨張の改善、労作時呼吸困難やQOLの改善等が認められています。
- ホルモテロール・インダカテロールは即効性と持続性を兼ね備えたLABAでチオトロピウムの比較試験で同等の効果が示されたためLAMA同様COPDの第1選択薬に引き上げられました。
- ホルモテロールは1日2回の吸入で、吸入から5分後に作用発現して、その作用は12時間持続します。
- インダカテロールは1日1回の吸入で、吸入から約5分後に効果が発現し呼吸機能改善効果が24時間持続します。

〈ポイント〉

- 作用発現時間（速さ）
  ホルモテロール≒インダカテロール＞サルメテロール
- 作用持続時間（長さ）
  インダカテロール＞ホルモテロール＞サルメテロール

- LABAはβ刺激作用があるため、心血管疾患の悪化や血糖値の上昇に注意が必要です。

- インダカテロールは心血管障害や糖尿病、ホルモテロールは高血圧や心疾患、糖尿病の患者に対しては慎重投与となっています。

同じ種類薬での使い分け
③長時間作用性吸入抗コリン薬（ＬＡＭＡ）＋長時間作用性吸入β_2刺激薬（ＬＡＢＡ）

- 2013年11月、ＣＯＰＤの第１選択薬ＬＡＭＡ／ＬＡＢＡの配合薬が日本で初めて発売されました。
- ウルティブロは専用のブリーズヘラーを用いて吸入します。
- 患者さん自身が「見る」、「聞く」、「感じる（味）」ことで吸入を確認できるように工夫されており、長時間作用性吸入抗コリン薬及び長時間作用性吸入β_2刺激薬の併用が必要な患者のコンプライアンスや治療効果の向上が期待されています。

ＬＡＭＡ／ＬＡＢＡ

薬剤名	主な商品名	
グリコピロニウム臭化物・インダカテロールマレイン酸塩	ウルティブロ吸入用カプセル	適応COPD

同じ種類薬での使い分け
④吸入ステロイド薬（ＩＣＳ）＋長時間作用型吸入β_2刺激薬（ＬＡＢＡ）

- ＩＣＳ／ＬＡＢＡはⅡ期（中等度の気流閉塞）からⅣ期（極めて高度の気流閉塞）の患者において呼吸機能や運動耐容能など増悪頻度を減少させる効果が得られています。
- 吸入ステロイド（ＩＣＳ）単独ではＣＯＰＤの適応がないので注意が必要です。

ICS／LABA

薬剤名	主な商品名
プロピオン酸フルチカゾン ＋サルメテロールキシナホ酸塩	アドエアディスカス
	アドエアエアゾール
ブデソニド ＋ホルモテロールフマル酸塩	シムビコートタービュヘイラー
プロピオン酸フルチカゾン ＋ホルモテロールフマル酸塩	フルティフォームエアゾール
フルチカゾンフランカルボン酸エステル ＋ビランテロールトリフェニル酢酸塩	レルベアエリプタ

増悪期の管理

- ＣＯＰＤは風邪・インフルエンザ・天候の変化・過労などをきっかけに息切れの増加、咳や喀痰の増加、膿性痰の出現、胸部不快感・違和感の出現あるいは増強などの症状が短期間で悪化することがありQOLや呼吸機能を低下させ、生命予後を悪化させます。
- ＣＯＰＤの増悪時の薬物療法は抗菌薬（antibiotics）、気管支拡張薬（bronchodilators）、ステロイド薬（corticosteroids）を基本とする「ＡＢＣアプローチ」です。

Ⓐ抗菌薬（antibiotics）

- ＣＯＰＤの増悪にはウイルスや細菌感染の関与が指摘されています。
- 膿性痰が認められる場合や人工呼吸など換気補助療法が必要な場合に使われます。

Ⓑ短時間作用型β２刺激薬（ＳＡＢＡ）(bronchodilators)

薬剤名	主な商品名
サルブタモール硫酸塩	サルタノールインヘラー
	アイロミールエアゾール
プロカテロール塩酸塩水和物	メプチンエアー
	メプチンキッドエアー
	メプチンクリックヘラー

- 増悪の予防には、禁煙、ワクチン、吸入ステロイド薬や長時間作用性気管支拡張薬なども有効です。

Ⓒステロイド (corticosteroids)

- ステロイドは呼吸機能や低酸素血症をより早く改善させ、回復までの期間を短縮させます。
- また早期再発リスク軽減にも効果がありますが長期使用の副作用に注意が必要です。

8-3 鎮咳・去痰薬

特徴

- 咳受容体が何らかの刺激を受け、延髄にある咳中枢を介して横隔膜などの効果器に伝えられ咳を生じることを咳反射といいます。
- このうち咳中枢を抑制するのが中枢性鎮咳薬で、抗炎症作用などにより二次的に咳受容体の活動を抑制するのが末梢性鎮咳薬です。
- 咳は異物（または痰）を排出するための反射であり、生体防御反応の1つです。原因疾患を治療せず、咳嗽を止めてしまうと喀痰貯留により肺炎などを悪化させてしまうことがあります。
- ただし、咳は膨大なエネルギー消費をすることから、患者の疲労、胸痛や肋骨折、不眠などのQOLを考慮して処方されます。

同じ種類薬での使い分け

①中枢性鎮咳薬

- 咳反射を惹起する咳中枢に作用し、咳反射を抑制します。

分類	薬剤名	主な商品名
麻薬性	コデインリン酸塩水和物	コデインリン酸塩（リンコデ）
	ジヒドロコデインリン酸塩	ジヒドロコデインリン酸塩

非麻薬性	デキストロメトルファン臭化水素塩水和物	メジコン
	ジメモルファンリン酸塩	アストミン
	ペントキシベリンクエン酸塩	トクレス
	クロペラスチン	フスタゾール
	チペピジンヒベンズ酸塩	アスベリン
	エプラジノン塩酸塩	レスプレン

〈ポイント〉

- 中枢性鎮咳剤は便秘・排尿障害・眠気・呼吸抑制などの副作用に注意。
- メジコンはＭＡＯ阻害薬と併用禁忌（セロトニン症候群をおこすため）。
- 非麻薬性＜麻薬性
  非麻薬性で効果が見られず副作用もなければ麻薬性にステップUPします。

同じ種類薬での使い分け
②去痰剤
- 痰は気管支や肺に入った異物などを取り除くために行われる生体防御反応の１つです。
- ただし、過剰な痰はのどを痛める原因や呼吸困難になることから、症状がひどい場合に服用します。
- 痰に血液が混じっている場合やその量が異常な場合などは受診喚起など特に注意が必要です。

分類	薬品名	主な商品名
気道粘液潤滑剤	アンブロキソール塩酸塩	ムコサール
		ムコソルバン
気道粘液修復剤	L－カルボシステイン	ムコダイン
分泌細胞正常化薬	フドステイン	クリアナール
		スペリア
気道粘液溶解剤	L－エチルシステイン塩酸塩	チスタニン
気道分泌促進剤	ブロムヘキシン塩酸塩	ビソルボン

〈ポイント〉

● 症状が強い場合、ムコダインとムコソルバン（MM処方）など作用機序の違う去痰剤を併用する場合があります。

去痰剤の働き

● 気道粘液潤滑剤：ブロムヘキシンの活性代謝物。肺胞表面活性物質（サーファクタント）の分泌を増加させて気道粘膜を潤滑化し、痰と気道粘膜の粘着性を低下させ去痰作用を発揮します。

● 気道粘液修復剤：異常な気道の分泌状態を修復して、分泌物の性状を正常な生理的気道液に近い状態に調整する作用を有します。また、気道粘膜の繊毛細胞の減少を抑制し繊毛運動の機能障害を改善します。

慢性副鼻腔炎、浸出性中耳炎などにも使用されています。

● 分泌細胞正常化薬：粘弾性が著しく低下している痰を正常化させ線毛に輸送されやすい気道分泌液の状態にします。

● 気道粘液溶解剤：気道粘液中の糖タンパクのジスルフィド結合（−S−S−）を開裂し痰の分子を小さくし粘調度を低下させます。

● 気道分泌促進剤：気道分泌液の増大、酸性糖蛋白（粘度に関与）を溶解することにより痰の粘調度を低下させます。

8-4 遷延性・慢性咳嗽治療薬

特徴

- 3～8週間以上長引く咳（遷延性/慢性咳嗽）に多いのが「副鼻腔気管支症候群（ＳＢＳ）」「咳喘息」と「アトピー咳嗽」です。
- 副鼻腔気管支症候群（ＳＢＳ）は上気道の病変（慢性副鼻腔炎）に下気道の病変（慢性気管支炎、びまん性汎細気管支炎または気管支拡張症）を併発した疾患です。慢性湿性の咳嗽のめ14員環マクロライド系抗菌薬や去痰薬が有効です。咳喘息とアトピー咳嗽は症状だけでは診断がつきにくい疾患のため治療的診断で判別します。
- 咳喘息は気道の収縮が主な原因の咳嗽のため気管支拡張剤に効果を示します。気管支拡張剤はアトピー咳嗽には効果を示しません。
- アトピー咳嗽は咳受容体の感受性亢進が主な原因のため抗アレルギー薬（主にヒスタミンH_1受容体拮抗薬）に効果を示します。気管支拡張剤を投与し効果が認められれば喘息を含む咳喘息と診断でき、気管支拡張剤が無効でヒスタミンH_1受容体拮抗薬に効果が認められればアトピー咳嗽と診断します。

〈ポイント〉

- 慢性咳嗽の主な3大疾患は、「副鼻腔気管支症候群（ＳＢＳ）」「咳喘息」「アトピー咳嗽」。
- 「副鼻腔気管支症候群（ＳＢＳ）」は抗菌剤・去痰薬が有効。
- 「咳喘息」は気管支拡張剤が有効。

- 「アトピー咳嗽」は気管支拡張剤無効、抗アレルギー薬が有効。

気管支拡張剤

- $β_2$刺激薬
- テオフィリン製剤
- 抗コリン薬

気管支喘息に適応のある主な抗アレルギー薬（内服）

系統	薬剤名	主な商品名
ヒスタミンH_1拮抗薬	メキタジン	ゼスラン・ニポラジン
	ケトチフェンフマル酸塩	ザジテン
	アゼラスチン塩酸塩	アゼプチン
	オキサトミド	セルテクト
	エピナスチン塩酸塩	アレジオン
ケミカルメディエーター遊離抑制薬	トラニラスト	リザベン
	イブジラスト	ケタス
	ペミロラストカリウム	アレギサール・ペミラストン
ロイコトリエン受容体拮抗薬	プランルカスト水和物	オノン
	ザフィルルカスト	アコレート
	モンテルカストナトリウム	キプレス・シングレア
トロンボキサンA_2阻害薬	オザグレル塩酸塩水和物	ドメナン・ベガ
トロンボキサンA_2拮抗薬	セラトロダスト	ブロニカ
Th２サイトカイン阻害薬	スプラタストトシル酸塩	アイピーディ

コラム 3

予防接種について

　予防接種とは、感染症の予防に有効であることが確認されているワクチンを接種することで感染症に対して免疫の効果を高める方法です。予防接種は、「個人の感染予防・重症化の防止」という目的とともに、「多くの人が接種を受けることにより、感染症の蔓延を防止する（集団免疫）」という社会的な意義も持っています。

　「ワクチンで防げる病気」をＶＰＤと呼びます。ワクチンの副反応には接種した箇所の発赤・腫脹・しこりや発熱だけでなくその感染症の発症や合併症など重大な副反応もありますが、副反応があっても接種するのは、副反応よりＶＰＤの方が重大な病気だからです。

　ＶＰＤ＝Vaccine（ワクチン）Preventable（防げる）Diseases（病気）の略

ワクチンの種類

生ワクチン	MR（麻疹・風疹）BCG・水痘・おたふくかぜ・ロタなど	4週間以上あける
不活化ワクチン	四種混合、小児用肺炎球菌、ヒブ、日本脳炎、B型肝炎、インフルエンザ、ＨＰＶワクチンなど	1週間以上あける

主な予防接種

	ワクチンの種類	接種推奨時期	接種回数
定期接種	DPT-IPV（四種混合：ジフテリア、百日せき、破傷風、ポリオ）	生後3か月〜	4回：初回3回、追加1回
	ヒブ（インフルエンザ菌b型）	生後2か月〜	4回：初回3回、追加1回
	小児用肺炎球菌	生後2か月〜	4回：初回3回、追加1回
	BCG（結核）	生後5〜8か月未満	1回
	MR（麻疹・風疹混合）	1歳〜すぐ	2回：初回1回、追加1回
	水痘（みずぼうそう）	1歳〜すぐ	2回：初回1回、追加1回
	日本脳炎	3歳〜	1期 3回：初回2回、追加1回、2期 9歳で4回目
	DT（ジフテリア、破傷風混合）	11歳	DPT、DPT-IPVの追加として1回
	HPV（子宮頸がん）	中学1年生	3回
任意接種	ＨＢＶ（B型肝炎）	生後2か月〜	3回：初回2回、追加1回
	ロタウイルス	1回目は生後14週+6日まで	2〜3回
	インフルエンザ	生後6か月〜（毎シーズン）	1回（13歳未満は2回）
	おたふくかぜ	1〜1歳4か月未満	2回：初回1回、追加1回

　乳幼児期に多くの種類の予防接種を受ける必要があるため、各学会のホームページやアプリを活用して予防接種スケジュールを立て計画的な接種を進めてはいかがでしょうか。

第9章

消化器系に作用する薬剤

9-① 消化性潰瘍治療薬

特徴

- 消化性潰瘍とは胃酸やペプシンなどの攻撃因子により消化管壁が組織欠損を起こす疾患です。
- 消化管壁に対して攻撃因子と防御因子があり、いわば天秤に載せてつりあっているような状態が健常時です。このバランスが崩れると潰瘍が発生すると言われており、消化性潰瘍治療は攻撃因子を減らして防御因子を増やすことにあります。
- しかし近年では、H.pylori（ヘリコバクターピロリ）の慢性感染や非ステロイド性消炎鎮痛薬（NSAIDs）の長期投与が主な原因とされ、ピロリ除菌治療やNSAIDs潰瘍治療が注目されています。

診断・治療

- 潰瘍からの出血があれば止血術を行えることから、確定診断には内視鏡検査が第一選択となっています。
- 出血がないことが確認できればNSAIDsの有無、H.pylori感染の有無を確認しながら薬物治療を開始します。

胃潰瘍診療のフローチャート

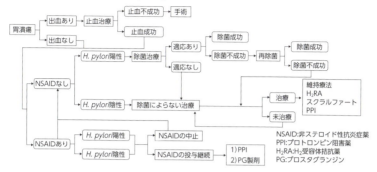

〈ポイント〉

- まずはNSAIDs服用歴をチェック→NSAIDsの中止 慢性関節リウマチ患者は長期服用の可能性が高いので注意。心筋梗塞や脳梗塞予防の低アスピリン療法患者も見落とさないで!
- H.pylori感染の有無→ウレアーゼ法(胃の一部を採取する生検)や尿素呼気試験等でピロリ菌の有無を検査し必要なら除菌を行います。
- 消化性潰瘍の薬物治療は「攻撃因子を減らし防御因子を増やすこと」。

消化性潰瘍治療薬

- 消化性潰瘍の治療薬はその薬理学的機序により、1「H.pylori除菌治療薬」、2「攻撃因子抑制薬」、3「防御因子増強薬」に大別されます。

1 H.pylori除菌治療薬

- 胃潰瘍で約90%、十二指腸潰瘍ではほぼ100%でピロリ菌が陽性

といわれています。
- 潰瘍のほとんどは薬剤治療で治りますが、ピロリ菌が陽性の場合は高率で再発を起こすため除菌療法が推奨されています。

用途	商品名（パック）	内容
一次除菌	ランサップ	ランソプラゾール30mg
		アモキシシリン水和物750mg
		クラリスロマイシン200mg or 400mg
二次除菌	ランピオン	ランソプラゾール30mg
		アモキシシリン水和物750mg
		メトロニダゾール250mg

＊ランソプラゾール➡他PPIでも保険適応あり

〈ポイント〉
- 抗菌剤2剤＋PPIを併用した3剤併用。
- 一次除菌はアモキシシリン水和物＋クラリスロマイシン＋PPI、二次除菌はクラリスロマイシンを抗菌剤メトロニダゾールに変更します。
  ＊二次除菌中は飲酒禁止（メトロニダゾールによる効果減弱あり）。
- PPIは胃内PHを上昇させて抗菌剤の効力が低下させないため。

- 主な副作用は軟便、下痢、味覚異常があります。治療が終了すると症状は消失するため軽症であれば内服中断の必要はありません。
- ただし低頻度ですが便に血が混じる（出血性腸炎）場合はすぐに内服を中止し、除菌治療の中断が必要です。

2 攻撃因子抑制薬

- 攻撃因子抑制薬には酸分泌抑制薬と酸中和剤があります。

胃酸分泌抑制剤の作用機序

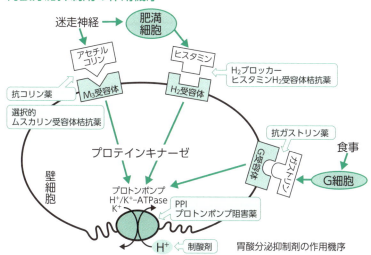

胃酸分泌抑制剤の作用機序

〈ポイント〉

酸分泌抑制効果

① ＰＰＩ（プロトンポンプ阻害薬）
② Ｈ₂受容体拮抗薬（Ｈ₂ブロッカー）
　選択的ムスカリン受容体拮抗薬・
　抗ガストリン薬・抗コリン薬

- ＰＰＩは胃壁細胞の酸分泌最終段階であるプロトンポンプを阻害することから効果は最強で、昼夜問わず持続的に酸分泌を抑制します。次に強いのはＨ₂ブロッカーでヒスタミンＨ₂受容体に拮抗し、

特に夜間の酸分泌を抑制します。
- ガイドラインでは潰瘍治癒率の高いＰＰＩが第一選択となっていますが、ＰＰＩは保険適応上の投与制限が設けられているため再発予防の維持療法ではH_2ブロッカーが推奨されています。
- その他の酸分泌抑制薬も効果はあるもののH_2ブロッカーよりも効果は劣ります。特に抗コリン薬は消化性潰瘍薬としてよりは鎮痙剤として用いられることが多くなっています。
- 酸中和剤は即効性があるものの効果持続時間が短いため、対症療法で用いられることが多いです。

同じ種類薬での使い分け
①ＰＰＩ（プロトンポンプ阻害薬）
- ＰＰＩは胃潰瘍で８週間、十二指腸潰瘍で６週間の投与制限がありますが、逆流性食道炎の維持療法で長期投与が認められています。
- また、以前ＮＳＡＩＤ$_S$投与時や低アスピリン療法中の潰瘍再発抑制にＰＰＩが推奨されながらも適応症がなかったのですが、2010年８月タケプロン15mg製剤が、次いでパリエットやネキシウムで保険適応が認められるようになりました。

薬品名	主な商品名
オメプラゾール	オメプラール・オメプラゾン
ランソプラゾール	タケプロン・タケプロンOD
ラベプラゾールナトリウム	パリエット
エソメプラゾールマグネシウム水和物	ネキシウム

> **〈ポイント〉**
> - ＰＰＩは主に肝代謝の薬剤のため腎機能障害患者にも使いやすい。
> - ラベプラゾール（パリエット）はＣＹＰ２Ｃ19の影響を受けにくい。
> - 経管投与・嚥下困難患者にはランソプラゾール（タケプロン）が対応可能。
> - エソメプラゾール（ネキシウム）はオメプラゾールの肝代謝を受けにくいＳ体のみの製剤。

- ＰＰＩは主に肝臓で代謝され消失する薬のため、肝機能障害のある患者には注意が必要ですが、腎機能障害のある患者でも投与しやすい薬剤です。
- さらにラベプラゾール（パリエット）の代謝経路は主に非酵素的還元反応であるため、遺伝子多形のあるＣＹＰ２Ｃ19やＣＹＰ３Ａ４の影響を受けにくいので、これらに代謝される薬との相互作用は少ないと言われています。
- ランソプラゾール（タケプロン）は腸溶錠コーティングした顆粒を充填したカプセルと腸溶錠細粒を含む口腔内崩壊錠ですが、他は腸溶錠のため粉砕は不可となっています。
- エソメプラゾール（ネキシウム）はオメプラゾールの肝代謝を受けにくいS体のみを製剤化した光学異性体で、未変化体のAUCはオメプラゾールに比べておよそ1.7倍で推移するためより強い酸分泌抑制効果を示します。

同じ種類薬での使い分け
②H_2受容体拮抗薬（H_2ブロッカー）

- H_2ブロッカーは胃・十二指腸潰瘍のほかに急性胃炎や慢性胃炎

に対する適応がありますが、用量は消化性潰瘍の1／2となっています。
● また消化性潰瘍における用法は分1（就寝前）と分2（朝夕食後または就寝前）がありますが、効果は変わらないと言われています。

薬品名	主な商品名
シメチジン	タガメット
ラニチジン塩酸塩	ザンタック
ファモチジン	ガスター・ガスターD
ロキサチジン酢酸エステル塩酸塩	アルタット
ニザチジン	アシノン
ラフチジン	プロテカジン・ストガー

〈ポイント〉

● H_2受容体拮抗作用は
シメチジン＜ニザチジン＜ファモチジン＜ラフチジン
（タガメットとの比較試験より）
● ラフチジン（プロテカジン・ストガー）は酸分泌抑制作用以外に防御因子増強作用を有します。
● ニザチジン（アシノン）は酸分泌抑制作用以外に消化管運動促進作用を有します。
● ラフチジン（プロテカジン・ストガー）は肝排泄型。それ以外のH_2ブロッカーは腎排泄型。

● H_2ブロッカーは防御因子増強剤と併用されることが多いのですが、ラフチジン（プロテカジン・ストガー）は酸分泌抑制作用以外に胃粘膜恒常維持機構に関与するカプサイシン感受性知覚神経を介

して胃粘膜血流増加作用や被蓋上皮細胞の再構築等、防御因子増強作用が認められているため単独で使用されます。
- またニザチジン（アシノン）は酸分泌抑制作用以外に消化管運動促進作用を有します。
- ラフチジン（プロテカジン・ストガー）以外のH_2ブロッカーは腎排泄型の薬剤であるため、腎機能障害患者や透析患者、高齢者では投与量に注意が必要です。

③防御因子増強薬

- 防御因子増強剤は薬理作用から5つに分類されます。

分類	薬剤名	主な商品名
潰瘍病巣保護薬	スクラルファート水和物	アルサルミン
	ポラプレジンク	プロマック
組織修復促進薬	エカベトナトリウム	ガストローム
	水溶性アズレン・L-グルタミン	マーズレンS
粘液産生・分泌促進薬	テプレノン	セルベックス
	レバミピド	ムコスタ
	イルソグランジンマレイン酸塩	ガスロンN．OD
胃粘膜微小循環改善薬	スルピリド	ドグマチール
PG製剤	ミソプロストール	サイトテック
	エンプロスチル	カムリード

〈ポイント〉

- スクラルファート・ＰＧ製剤は単独でもH$_2$ブロッカー同等効果あり。
- アルサルミン→アルミニウム含有　プロマック→亜鉛含有
- ミソプロストール（サイトテック）はＮＳＡＩＤ$_S$長期投与時の潰瘍にのみ保険適応。
- ＰＧ製剤は子宮収縮作用があるため妊婦に禁忌。
- スルピリド（ドグマチール）は抗ドパミン作用あり。

- 防御因子増強剤単独では潰瘍治療効果が弱いため酸分泌抑制剤と併用されることが多いのですが、スクラルファート・ＰＧ製剤は単独でもH$_2$ブロッカー同等効果があると言われています。
- またスクラルファート・ポラプレジンクは体内に吸収されずに効果を発揮するため副作用は少ないのですが、それぞれアルミニウム・亜鉛を含むため相互作用に注意が必要です。
- ＰＧ類はＮＳＡＩＤ$_S$長期投与時の潰瘍に効果があると言われていますが、保険適応があるのはミソプロストール（サイトテック）のみです。またＰＧ製剤は子宮収縮作用があるため妊婦に禁忌なので注意が必要です。
- スルピリド（ドグマチール）は抗ドパミン作用も有していることからストレス性の消化性潰瘍に多く使用されます。

9-2 便秘薬

特徴

- 薬物投与の前に腸管穿孔防止のため器質性疾患を除外する必要があります。
- 弛緩性便秘は大腸の蠕動運動を低下することで起こりますが、痙攣性便秘は逆に大腸が過剰に動いてしまうため使う薬剤が異なります。
- 薬物療法の前に規則正しい排便習慣や適度な運動・食生活改善を指導します。

便秘の原因

- 便秘の原因は器質性便秘と機能性便秘3種類に分けられます。

種類		原因	主な治療
器質性便秘		大腸の長さや大きさの異常、イレウス・大腸がん・腸管癒着など器質的な原因により、小腸・大腸が狭くなることでおこる便秘	腸管穿孔を起こすおそれがあるので下剤は使用不可
機能性便秘	痙攣性	ストレスや環境変化などにより副交感神経が過度に興奮し大腸が緊張しすぎてしまい便が排出できない便秘。便は少量でコロコロ。過敏性腸症候群を原因とすることも	ストレスをなくして、腸の動きを調節します→過敏性腸症候群治療に準じる
	直腸性	高齢者や寝たきり、脊髄障害や排便を我慢する習慣のある人に多く、便が直腸に達しても排便反射が起こらず、直腸に便が停滞してうまく排便できなくなる便秘	直腸の中でガスを発生させその刺激で排便を促す坐薬が有効

| 弛緩性 | 特に女性や高齢者に多く、運動不足、水分・食物繊維不足、腹筋力低下等により腸管の緊張が緩み蠕動運動が低下することで、大腸内に便が長くとどまり、水分が過剰に吸収されて硬くなる便秘 | 腸の蠕動運動を良くする→蠕動運動調整剤、塩類下剤、膨張性下剤、鎮痙剤等 |

機能性弛緩性便秘に使われる治療薬

分類	薬剤名	作用
膨張性下剤	カルメロースNa	食物繊維と同じように水分を吸収して腸の内容物を膨張させ大腸を刺激し排便を促します
浸透圧性下剤（塩類下剤）	酸化マグネシウム	浸透圧を上げることで便に水を呼び寄せ緩下作用を示します。多量の水分で服用します。習慣性がなく長期間の投与も可
小腸刺激性下剤	ヒマシ油	小腸を刺激し腸の運動を活発にすることで排便を促します。効果の発現は2～4時間
大腸刺激性下剤	センナ・大黄	大腸粘膜を刺激することで排便を促します。効果発現は通常6～8時間
	ピコスルファートNa	

〈ポイント〉

- 使い方：作用の弱い薬から始め、効き目を見ながら徐々に増やします。
  効果は膨張性下剤（弱い）＜塩類下剤＜腸刺激性下剤
- 頻用される酸化マグネシウムは高マグネシウム血症の副作用に注意。
- 大腸刺激性下剤は習慣性があり連用で大腸メラノーシスをきたします。
- ピコスルファートNaは高齢者や小児にも凡用されています。

治療薬

- 酸化マグネシウムは慢性便秘に有効性が高いとされていますが、高マグネシウム血症の副作用があり腎・心機能障害のある患者には慎重に投与する必要があります。
- また、テトラサイクリン系やニューキノロン系抗菌剤、ビスフォスフォネート製剤等とキレート形成することで吸収低下を起こすため併用の場合は2時間以上空けるなど、注意が必要です。
- 大腸刺激性下剤は速やかに良好な効果を発揮することから、塩類下剤等で効果が見られなかった場合によく使われますが、習慣性があり連用にて大腸メラノーシスをきたします。刺激が強いために腹痛と伴うこともあり、妊婦やけいれん性便秘の方は使用不可となっています。
- ピコスルファートNaは胃や小腸で吸収されず、大腸で加水分解を受けて作用するため効果発現が緩やかで副作用や習慣性が少ないことから高齢者や小児にも使いやすいと言われています。

新しい作用機序の薬

- 慢性便秘の薬物治療には酸化マグネシウムなどの塩類下剤やセンナなどの刺激性下剤が頻用されてきましたが、長期連用による習慣性や高マグネシウム血症の発症リスクなど問題も多くありました。そこで2012年11月、約30年ぶりに今までとは全く作用機序の異なる新薬が発売されました。

薬剤名	商品名	作用
ルビプロストン	アミティーザ	小腸粘膜上皮細胞のClC-2クロライドチャネルを活性化し、腸管内への腸液の分泌を上げて便の水分含有量を増やして柔軟化し、腸管内輸送を高め、排便を促進させます。高マグネシウム血症を生じにくいが吐き気などの副作用に注意が必要です。

薬の副作用で起こる便秘に注意

- 下記薬剤の長期投与により便秘が生じていることがあり、その場合は薬剤の中止や減量、多剤への変更の検討の必要があります。

主な薬剤	便秘を起こす作用
麻薬鎮痛剤（モルヒネ）、鎮咳剤（コデインリン酸塩水和物）等	蠕動運動を抑制
抗コリン剤（気管支拡張剤、鎮痛剤等）、フェノチアジン系薬剤、三環系抗うつ剤、抗パーキンソン剤、抗ヒスタミン剤等	抗コリン作用により消化管の緊張を低下させ蠕動運動を抑制
降圧剤（Ca拮抗薬）	消化管運動を低下
制酸剤（アルミニウム、カルシウム化合物）、鉄剤等	収れん作用により蠕動運動を抑制

- また甲状腺機能低下症や糖尿病、神経性疾患や膠原病など全身性疾患が原因で便秘になることもあります。

9-3 下痢・整腸剤、止瀉剤

特徴

下痢は急性下痢と3週間以上続く慢性下痢に分けられ、病態としては浸透圧性下痢、分泌性下痢、浸出性下痢、腸管運動異常による下痢に分けられます。

	原因	原因疾患
浸透圧性	食物中の糖類が吸収されず、腸内の浸透圧を上昇させることで腸管内に水分をため下痢を起こします	乳糖不耐症・慢性膵炎
分泌性	各種消化管ホルモンや毒素により消化管粘膜からの分泌が異常に亢進することで下痢を起こします	毒素産生菌（コレラ・大腸菌）による感染性腸炎
浸出性	腸粘膜障害により腸管壁透過性の亢進や吸収障害により浸出液が多く出ることで下痢を起こします	感染性腸炎・潰瘍性大腸炎・クローン病・大腸癌等
腸管運動異常による	腸の蠕動運動が亢進し水分の吸収が間に合わず下痢を起こす場合と低下によって腸内細菌が増加して脂肪や水が吸収されず下痢を起こす場合があります。	（亢進）過敏性腸症候群・甲状腺機能亢進・腸切除術後等 （低下）糖尿病・甲状腺機能低下等

〈ポイント〉

- 下痢は病原菌・毒素を体外排出させるための生体防御反応
- むやみに止瀉薬は使わず、整腸剤等で経過観察
- 脱水や栄養障害等リスク回避のため対症療法が重要

急性と慢性

- 急性下痢は体内に入ったウイルスや病原菌・毒素を体外に出す生体防御反応の一種なので、無理に止瀉薬等を使用せず、数日間は整腸剤等で経過を見ます。腸管の蠕動運動による腹痛を伴う場合は抗コリン薬を、明らかな細菌感染の場合は抗菌剤を服用します。頻回の下痢は脱水や栄養障害を起こすため電解質補正が重要です。
- 慢性下痢は原因疾患の治療とともに対症療法として急性下痢に準じた治療が行われます。

同じ種類薬での使い分け

①整腸剤

- 整腸剤は下痢の原因となる悪玉菌の増殖を抑え、善玉菌の増殖を促進することで下痢の改善の短縮や抗菌薬による下痢予防効果を発揮します。

薬剤名		主な商品名
ラクトミン	乳酸菌	生菌製剤
ラックビーN		ビフィズス菌単独製剤
レベニンS・ビオスミン		ラクトミン・ビフィズス菌合剤
ミヤリサン		宮入菌（酪酸菌）単独製剤
ビオフェルミン		乳酸菌と糖化菌の合剤
ビオスリー		乳酸菌、酪酸菌と糖化菌の合剤

〈ポイント〉

- 整腸剤は乱れた腸内細菌叢を整えるのが目的。
- 乳酸菌・酪酸菌・糖化菌に特徴があり。
- 牛乳アレルギー患者に禁忌：エンテロノンR、ラックビーRなど

整腸作用

- 乳酸菌は糖を分解して乳酸を作り出す善玉菌です。
- 宮入菌は芽胞があり、腸内で発芽・増殖して酪酸を産生します。その酪酸は腸内のエネルギー源として利用され、腸の環境を安定に維持させて炎症などから守ります。
- 糖化菌はアミラーゼを主要代謝産物とし、乳酸菌の増殖を促進する働きがあります。有名なのは納豆菌で、胃酸の強く熱やたんぱく質の変性の影響を受けずに安定した状態で腸まで届くことができると言われています。
- 一種の乳酸菌製剤は培地に使われる脱脂粉乳にガゼインが含まれるため牛乳アレルギー患者には禁忌になっています。

抗菌剤による下痢の場合

耐性乳酸菌	レベニン、ビオフェルミンR、ラックビーR（R：Resistant）

- 抗菌薬投与は腸内細菌叢に影響を与えるため、特に長期投与する際には生菌薬を併用することが勧められます。
- この場合は抗菌薬に耐性を有し、増殖が抑制されない生菌配合剤が有効です。

同じ種類薬での使い分け
②止瀉薬

- 明らかなウイルスや細菌感染が原因の場合、下痢は体内に入ったウイルスや病原菌・毒素を体外に出すための生体防御反応であるため腸粘膜のただれや脱水等重症でない限り止瀉薬を使用しません。
- しかし過敏性腸症候群等の非感染性下痢や一時的精神的ストレスや睡眠不足、冷えによる下痢等では症状に応じて使用した方がよい場合があります。

薬剤名	主な商品名	
タンニン酸アルブミン	タンナルビン	収斂作用
天然ケイ酸アルミニウム	アドソルビン	吸着作用
ロペラミド塩酸塩	ロペミン	消化管運動抑制作用

〈ポイント〉

- 止瀉作用は、
  収斂吸着剤（タンナルビン・アドソルビン）＜ロペラミド
- 腸管運動抑制剤であるロペラミドは強力。特に乳幼児への使用に注意。
- タンナルビン→牛乳アレルギーに禁忌
- ロペラミドはタンナルビン・アドソルビンと併用で効果減。

止瀉作用

- タンナルビンは遊離したタンニン酸がタンパクや粘液と結合して荒れた粘膜面を覆い保護（収斂作用）します。カゼイン含有のため牛乳アレルギーを持つ患者には注意が必要です。
- アドソルビンは腸管内の水分・粘液や有害物質を吸着除去（吸着作用）するとともにゲル化して腸粘膜を覆い保護します。
- タンナルビン、アドソルビンは、ロペラミドに比べ止瀉作用は強くありません。
- ロペラミドは腸管運動抑制剤とも言われ、腸の異常収縮を抑える働きがあり強力です。出血性または低出生体重児、新生児〜6カ月未満では禁忌、6カ月〜2歳未満では原則禁忌となっています。
- ロペラミドはタンナルビン、アドソルビンと併用するとこれらに吸着され効果が弱まるため単独使用か、服用間隔を2時間以上あける必要があります。

9-4 制吐剤（悪心・嘔吐）

特徴

- 嘔吐とは食道を経て口腔から体外に排出される現象をいい、嘔吐に先行する不快な感覚を悪心（嘔気）といいます。
- 悪心・嘔吐は有害物質を体外に除去するための生体防御反応のひとつです。

	原因	主な疾患
中枢性	嘔吐中枢への直接刺激	脳圧亢進（脳出血・髄膜炎・脳腫瘍）など
機械性	消化管の狭窄などによる通過障害	消化管腫瘍・クローン病など
末梢性（反射性）	末梢臓器の刺激により迷走神経を介して中枢刺激	食道疾患、感染性胃腸炎、消化性潰瘍、肝・胆・膵疾患など
心理性	心因的な原因による	神経症、うつ病など
内耳性	内耳・前庭器官の刺激	乗り物酔い、メニエール病など
化学性	化学受容体への刺激	抗癌剤などの薬物・アルコール・食中毒等

嘔気の薬の使い分け

- 嘔気は発症機序によって薬を使い分ける必要があるため、まずは原因を特定し除去することが最優先であり、特定できた段階で対症療法として制吐剤を使用します。
- 食欲不振や食事後の嘔気は、蠕動運動の亢進を目的としてドパミンD_2受容体拮抗剤や末梢で直接働くイトプリド（ガナトン）モサプリド（ガスモチン）トリメプチン（セレキノン）などが使われます。

- 振り向いたり、うなずくときに起こる嘔気は前庭器管の興奮によるためヒスタミンH_1受容体に作用する抗ヒスタミン（トラベルミンなど）が使われます。
- また、抗がん剤による嘔気・嘔吐には5-HT_3受容体拮抗剤やニューロキニン1（NK1）受容体拮抗薬と呼ばれる制吐剤が使われるようになりました。

制吐剤

- 制吐剤には、嘔吐反射を止める作用が脳に働く中枢性制吐剤、胃に働く末梢性制吐剤、脳と胃の両方に働く中枢性・末梢性制吐剤があります。

	分類	薬品名	主な商品名
中枢性	H_1拮抗	ジフェンヒドラミン・ジプロフィリン	トラベルミン
	D_2拮抗 $HT_1A／B$拮抗 $α_1$拮抗 $Ach-M_1$拮抗 H_1拮抗等	プロクロルペラジンマレイン酸塩	ノバミン
		ハロペリドール	セレネース
		ペロスピロン塩酸塩	ルーラン
		リスペリドン	リスパダール
		オランザピン	ジプレキサ
		クエチアピンフマル酸塩	セロクエル
	NK1拮抗	アプレピタント	イメンド
末梢性	D_2拮抗	イトプリド塩酸塩	ガナトン
	5-HT_4作動	モサプリドクエン酸塩水和物	ガスモチン
	オピオイド	トリメプチンマレイン酸塩	セレキノン
中枢／末梢	D_2拮抗	ドンペリドン	ナウゼリン
		メトクロプラミド	プリンペラン
	5-HT_3拮抗	オンダンセトロン	ゾフラン
		グラニセトロン塩酸塩	カイトリル
		インジセトロン塩酸塩	シンセロン

	アザセトロン塩酸塩	セロトーン
	ラモセトロン塩酸塩	ナゼア
(第2世代)	パロノセトロン塩酸塩	アロキシ

H_1；ヒスタミン　D_2；ドパミン　NK1；ニューロキニン
$5-HT_1A$・$5-HT_1B$・$5-HT_4$・$5-HT_3$；セロトニン
Ach-M_1；アセチルコリン－ムスカリン

同じ種類薬での使い分け
①末梢で働く制吐剤

- ドパミンD_2受容体拮抗薬は末梢でも作用しますが、CTZを介して脳でも作用するため、特に乳幼児や高齢者には錐体外路症状に注意が必要です。
- イトプリド（ガナトン）、モサプリド（ガスモチン）は消化管上部に作用、トリメブチン（セレキノン）は消化管壁に直接働きます。
- 食欲不振等で蠕動運動の低下や食物の胃排出遅延があると、薬物の吸収低下やTmaxの延長を起こすため食前服用が効果的です（添付文書ではモサプリド（ガスモチン）以外は「食前」服用となっています）。

〈ポイント〉

- 中枢作用のあるドパミンD_2受容体拮抗薬は錐体外路症状に注意。
- 蠕動運動、食後の胃内食物滞留時間には食前服用が効果的。

同じ種類薬での使い分け
②抗がん剤の副作用である嘔気・嘔吐管理

- 発症機序は明確ではありませんが、抗がん剤により小腸粘膜に存在する腸クロム親和性細胞（EC細胞）から放出されるセロトニンが$5-HT_3$受容体に結合し嘔吐中枢を刺激すること、また抗がん

剤やその代謝物がＣＴＺへ直接刺激することが原因と言われています。

〈ポイント〉
- 急性嘔吐には主に５－ＨＴ$_3$拮抗薬。
- 遅延性嘔吐にはアロキシやイメンド（ＮＫ１受容体拮抗薬）。

- 抗がん剤による嘔気は発症時期で分類され、開始直後から24時間後までに起こる急性嘔吐・開始後24～48時間に発症し約２～５日続く遅発性嘔吐・抗がん剤治療で吐いた記憶から嫌悪感により起こる予測性嘔吐の３種類に分類されます。
- 急性嘔気には主に５－ＨＴ$_3$拮抗薬が使われます。
- 遅延性嘔気には受容体親和性が高く従来の４～５倍半減期の長い第２世代５－ＨＴ$_3$拮抗薬ともいわれるパロノセトロン塩酸塩（アロキシ）やニューロキニンＮＫ１受容体拮抗薬アプレピタント（イメンド）の使用が推奨されています。
- これらの管理が不十分であると予測性嘔気を起こしやすくなるため初回から積極的な嘔吐管理が重要です。
- 上記で効果のない場合はステロイド（デカドロン）やさまざまな受容体に作用する抗精神病薬が使われます。

鎮痙剤（腹痛）

特徴

腹痛は消化器疾患で頻度の高い症状の1つであり腹部の痛みの総称で、発生機序によって内臓痛性・体性痛性・関連痛の3つに分類されます。

	痛みの特徴		
内臓痛	消化管の収縮や伸展、筋層の痙攣や拡張などによって起こる痛み	徐々にまた周期的に起こる鈍痛	消化性潰瘍、消化器癌、腸炎、胆嚢・胆管炎、尿管結石、心因性腹痛など
体性痛	横隔膜、腸間膜などに分布する知覚神経の刺激により起こる痛み	鋭い痛み（疝痛）。持続的で痛みの部分が明確	胃腸穿孔、急性虫垂炎・腹膜炎、急性膵炎、重症の急性胆嚢炎・胆管炎など
関連痛	内臓知覚神経反射により脊椎神経が刺激され特定の皮膚領域に生じる痛み	胆嚢起因→右肩甲骨下部 食道→鎖骨上窩から左腋窩部 胃・十二指腸・膵臓→背部	

内臓痛と体性痛

- 腹痛は軽症から緊急を要するものまで幅広く、消化器系に起因するものだけでなく、循環器系、泌尿器系、婦人科系などに起因するものもあります。
- 原因疾患の治療が最優先ですが、病態の悪化を防ぐために対症療法として痛み止めを使用します。
- 内臓痛には主に鎮痙剤である抗コリン薬を使用します。
- 体性痛には抗コリン薬は無効なので、非ステロイド性消炎鎮痛

剤、非麻薬性鎮痛剤、麻薬性鎮痛剤の順に痛みの症状に応じて使用します。

鎮痙剤

- 内臓痛、いわゆる内臓の筋肉の痙攣は自律神経に支配され、副交感神経が交感神経より優位になることで起こることから、副交感神経を抑制する抗コリン薬や末梢でＣＯＭＴを阻害し交感神経に作用する薬が使われます。

	薬品名	主な商品名
抗コリン作用	ブチルスコポラミン臭化物	ブスコパン
	ブトロピウム臭化物	コリオパン
	チメピジウム臭化物水和物	セスデン
ＣＯＭＴ阻害作用	フロプロピオン	コスパノン
	トレピブトン	スパカール

ＣＯＭＴ：カテコール-Ｏ-メチルトランスフェラーゼ

〈ポイント〉

- 内臓痛には副交感神経を抑制する抗コリン薬がよく使われます。
- 抗コリン薬は緑内障・前立腺肥大等に禁忌となっています。
- 胆道や膵臓疾患による腹痛には排胆作用のあるフロプロピオン（コスパノン）・トレピブトン（スパカール）が使われます。

- ブチルスコポラミン臭化物（ブスコパン）はアセチルコリンが平滑筋にあるムスカリン受容体に結合するのを防ぐこと（抗コリン作用）で、内臓の平滑筋の収縮を抑え痙攣を抑えます（副交感神経の抑制）。
- 内臓痛によく使われるのは抗コリン薬ですが（閉塞性偶角）緑内

障、前立腺肥大、重篤な心疾患のある方には禁忌となっていますので注意が必要です。

- フロプロピオン（コスパノン）・トレピブトン（スパカール）はCOMTの働きを抑えることで交感神経に作用し内臓の痙攣を改善します（交感神経の亢進）。また膵液の十二指腸への流れをよくする作用もあり、十二指腸乳頭部にあるオッジ括約筋（胆汁を十二指腸へ送り出す口の筋肉）を弛緩させ、胆汁・膵液の十二指腸への排出を促進して膵胆道内圧を低下させることから胆道や膵臓疾患による腹痛に用いられます。

9-6 炎症性疾患治療薬

特徴

- 炎症性腸疾患（IBD）は慢性持続性の腸炎を起こす病因不明の疾患群で、潰瘍性大腸炎（UC）とクローン病（CD）があります。
- どちらも難治性で厚生労働省の「特定疾患治療研究事業」の対象疾患に当たり、認定されると公的助成を受けることができます。

		潰瘍性大腸炎	クローン病
好発年齢・男女比		若年（20歳代）	若年（10〜20代） 男：女＝2：1
炎症部位		粘膜の病変（筋層が見える）	消化器全体（穿孔しやすい）
病変		大腸のみ連動性あり ①全大腸型 ②左側結腸型 ③直腸型	口腔〜肛門まで点々と
内視鏡所見		びらん・発赤・粗造・縦走円形潰瘍	狭窄（病変部隣は正常粘膜）、穿孔
治療	5-ASA製剤	○	○
	ステロイド	◎	○
	免疫抑制剤	○	○
	栄養療法	×	○

抗TNFa療法	△	◎

潰瘍性大腸炎とクローン病

- 潰瘍性大腸炎は主に大腸に限局し連続性の粘膜上皮内のびらん・潰瘍を起こします。
- 一方、クローン病は口腔内から肛門まで（小腸の末端部に多い）どの粘膜にも炎症や潰瘍（穿孔しやすい）を非連続性で起こします。

〈ポイント〉

- クローン病は栄養障害に注意。経腸栄養剤が使われます。

- 治療における大きな特徴は栄養療法です。
- 潰瘍性大腸炎では小腸機能の障害はほとんどないので栄養障害はほぼありませんが、クローン病では注意が必要です。
- 食物成分や脂肪（特にn-6系脂肪酸）が腸内細菌の影響で腸管病変を悪化させることから成分栄養剤（エレンタール）や消化態栄養剤（ツインライン）等が使われます。

5-ASA製剤（5-アミノサリチル酸）内服

- 活動期の重症例にはステロイド薬や免疫抑制薬が使われますが、炎症性疾患の軽症から中等症では5-ASA製剤が多く使われています。

薬品名	主な商品名
サラゾスルファピリジン	サラゾピリン
メサラジン（5-アミノサリチル酸）	ペンタサ
	アサコール

〈ポイント〉

- 有効成分はすべてメサラジン（5－アミノサリチル酸）。
- 病変部位に十分量のメサラジンを送達させることが重要。
- 潰瘍性大腸炎には大腸送達度の高いアサコールが有効。
- 発売順　　サラゾスルファピリジン→ペンタサ→アサコール

- サラゾスルファピリジンは腸内でメサラジン（5－アミノサリチル酸）分解され効果を発揮します。つまり上記3種とも主効能成分はメサラジンとなります。
- メサラジンは細胞障害を起こす活性酸素を除去し、炎症を引き起こすロイコトリエンの生合成を抑制することで腸内の炎症を抑える働きがあります。
- サラゾスルファピリジンは分解されたもう一方のスルファピリジンに抗菌作用があるため副作用の原因となることがあります。
- またメサラジンはそのままだと小腸上部で大半が吸収されてしまうため大腸まで送達させるための製剤工夫が必要とされています。
- ペンタサは、メサラジンを腸溶性のエチルセルロースの多孔性被膜でコーティングし、小腸から大腸まで広範囲で放出されるように調節されています。
- アサコールは、pH 7になると下部消化管（回腸末端～大腸）からメサラジンが放出されるように設計されているためにS状結腸や直腸にも有効成分が送達されることから、特に潰瘍性大腸炎に効果が高いと言われています。

第10章

肝・胆・膵疾患の薬剤

肝・胆・膵系の主な症状

胆石症・膵炎

　胆石は、肝臓から分泌される胆汁の成分の一部が石を形成し、胆嚢や胆道に存在します。胆石が胆管をふさぐと激痛が起こります。コレステロール胆石が多く見られます。

　治療には、胆石溶解薬、胆汁排泄促進薬などを用います。

　膵炎は、急性膵炎と慢性膵炎に分類されます。

●急性膵炎

　アルコール、胆石などが原因で膵臓に急性の炎症が起きたものです。重症になると多臓器不全を起こし死に至ることがあります。

●慢性膵炎

　消化酵素の過剰な分泌によって膵臓を自己消化し炎症を起こす疾患です。膵臓の破壊と線維化が進み、膵臓の機能が失われることがあります。

　治療には、蛋白分解酵素阻害薬を用います。

10-① 肝機能改善薬・胆石溶解薬

特徴

- 肝血流増加作用や肝庇護作用があり、肝機能改善、胆汁の流れを改善し、胆石を溶解します。
- 手術をせずに胆石症の治療ができる薬剤で以前は注目されましたが、腹腔鏡内胆嚢摘出術が登場後、胆石症治療に用いられることは減少してきました。
- ウルソデオキシコール酸、ケノデオキシコール酸などの薬剤があります。

〈ポイント〉

- ウルソデオキシコール酸、ケノデオキシコール酸は適応が異なります。

〈適応症〉

- ケノデオキシコール酸は外殻石灰化を認めないコレステロール系胆石のみ適応があります。

一般名	ウルソデオキシコール酸	ケノデオキシコール酸
商品名	ウルソ	チノ

適応	胆道系疾患及び胆汁うっ滞を伴う肝疾患、慢性肝疾患における肝機能改善、小腸切除後遺症、炎症性小腸疾患における消化不良、外殻石灰化を認めないコレステロール系胆石、原発性胆汁性肝硬変における肝機能改善、C型慢性肝疾患における肝機能改善	外殻石灰化を認めないコレステロール系胆石

〈副作用〉

- 重篤な副作用の報告はありません。
- 下痢や肝機能障害については、ウルソデオキシコール酸よりケノデオキシコール酸の高い頻度との報告があります。

一般名	ウルソデオキシコール酸	ケノデオキシコール酸
商品名	ウルソ	チノ
副作用	間質性肺炎、下痢、悪心、食欲不振、腹痛、便秘、胸焼け、発疹、蕁麻疹、肝機能障害、めまい、倦怠感など	肝機能障害、下痢、腹痛、腹部膨満感、悪心、嘔吐、食欲不振、胸焼け、掻痒、発疹、むくみ、倦怠感、めまいなど

〈相互作用〉

- SU系経口糖尿病薬との併用でSU剤の作用が増強します。
- 制酸剤との併用で本剤の作用が減弱します。
- コレスチラミンとの併用で本剤の作用が減弱します。
- 脂質低下薬との併用で本剤の作用が減弱します。

禁忌

一般名	ウルソデオキシコール酸	ケノデオキシコール酸
商品名	ウルソ	チノ
禁忌	完全胆道閉塞、劇症肝炎	重篤な胆道・膵障害、重篤な肝障害、肝・胆道系に閉塞性病変、妊婦

10-2 蛋白分解酵素阻害薬

特徴

- 膵臓から分泌される消化酵素(トリプシン、カリクレイン、プラスミン、C1エステラーゼ等)を阻害し、慢性肝炎における急性症状を緩和します。また、術後逆流性食道炎も改善します。
- 膵炎における膵酵素逸脱は、局所と全身の合併症や膵炎の重症化の原因になるため、蛋白分解酵素阻害薬は理論的には効果的な作用機序の薬剤です。
- カモスタットメシル酸塩、アプロチニン、ウリナスタチン、ガベキサートメシル酸、ナファモスタットメシル酸などの薬剤があります。カモスタットメシル酸塩は内服薬ですが、他の薬剤は注射剤になります。

カモスタットメシル酸塩

外来での使用で中心となるカモスタットメシル酸塩について説明します。

〈ポイント〉

- 内服薬はカモスタットメシル酸塩のみです。

〈適応症〉

- 慢性膵臓炎における急性症状の寛解に適応があります。
- 術後逆流性食道炎に適応があります。

副作用

カモスタットメシル酸塩（フオイパン）の副作用

重大	その他
ショック、アナフィラキシー様症状、血小板減少、肝機能障害、黄疸、高K血症など	白血球減少、赤血球減少、好酸球増、発疹、掻痒、食欲不振、嘔気、口渇、下痢、胸焼け、便秘、腎機能傷害、浮腫、低血糖など

〈禁忌〉

- 本剤成分に過敏症のある患者には禁忌です。

コラム 4

特定疾患治療研究事業(51)と難病医療費助成制度(54)

特定疾患治療研究事業(51)は、発病の機構が明らかでなく治療方法が確立していない希少な疾患であって長期の療養を必要とする難病のうち、厚生労働省が定める疾患を「特定疾患」といいます。特定疾患に関する医療の確立、普及を図るとともに、患者さんの医療費の負担軽減を図るもので、昭和48年から実施されていましたが、平成27年1月より「難病の患者に対する医療等に関する法律」に基づき、難病医療費助成制度(54)という新しい医療費助成制度に変わりました(ただし、既存のスモン・劇症肝炎重症急性膵炎については引き続き特定疾患治療研究事業(51)での医療費助成となります)。

大きな変更点

● 医療費助成の対象疾病を56疾病から306疾病へ大幅拡大されました。

● 医療費の自己負担が3割から2割に。今まで自己負担額0だったのが、所得に応じて自己負担する金額の限度額が定められました。

● 難病医療費助成制度を扱うには、難病の診断を行う医師は「難病指定医」として、保険薬局は「難病医療費助成制度指定医療機関」として、都道府県知事から指定を受ける必要があります。指定の有効期間は6年間です。

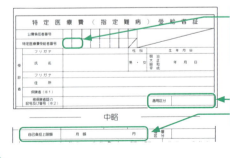

ここの2桁の数字は「疾患番号」です。疾患番号は難病情報センターのホームページで確認できます。

適応区分により窓口自己負担上限額が決められます。

第11章

神経系に作用する薬剤

11-① 不眠症薬

特徴

- 成人の約30％が不眠症状を有していると言われています。
- 眠れないという訴えに対し安易に睡眠薬が使われるわけではなく、日中の眠気・倦怠・集中困難、精神運動機能低下、抑うつや不安など多様な身体精神症状を伴う場合に薬物治療が用いられます。
- またうつ病の患者さんのほとんどが不眠を訴えるため、不眠の要因の特定と治療を優先させる必要があります。

〈ポイント〉

- 不眠の原因は様々です。不眠が日常生活に影響する場合は積極的に使用しますが、不眠の訴えに対して安易に睡眠薬を使うのではなく不眠の要因を特定し治療を優先します。

不眠症の要因（5P）

- 不眠症の原因は下記頭文字をとって5Pとも言われています。

1：生理学的不眠（physiological insomnia） 旅行などによる時差症状、交代勤務、短期入院など環境の変化によるものや騒音や光などの不適切な睡眠環境の変化によるもの
2：心理学的不眠（psychological insomnia） 恐怖体験や急性の喪失体験などの精神的ストレスによるもの
3：精神疾患による不眠（psychiatric insomnia） うつ病、総合失調症、不安性障害、気分障害などによるもの

4：身体疾患による不眠（physical insomnia）
痛みや痒み、咳や呼吸困難などの身体的苦痛によるものや長期透析や脚むずむず症候群や無呼吸症候群などの疾患によるもの

5：薬物学的不眠（pharmacological insomnia）
アルコールやカフェインなど嗜好品によるものや中枢刺激薬や抗甲状腺薬、ホルモン剤等の薬物起因によるもの

不眠症のタイプ

- 不眠の訴えによって下記4つのタイプに分類されます。

入眠障害	寝つきが悪い人に一番多いタイプです。入眠するまでに1時間以上かかり、本人が苦痛と感じて毎日続けば入眠障害です
中途覚醒	入眠から起床するまでに何度も眼が覚めてしまい、なかなか眠れません。眠りが浅く、熟睡した満足感が得られません
熟眠障害	深い眠りが少なく、朝まで熟睡した満足感がありません
早朝覚醒	起きる時間より何時間も早く起きてしまい眠れなくなります

〈ポイント〉

- 睡眠薬は不眠のタイプと種類や血中濃度消失半減期（作用時間の長さ）をもとに使い分けられます。

睡眠薬の分類

- 睡眠薬は化学構造式、作用機序から①バルビツール酸（ＢＢ）系②非バルビツール酸（非ＢＢ）系③ベンゾジアゼピン（ＢＺ）系④非ベンゾジアゼピン系（非ＢＺ系）⑤メラトニン受容体アゴニスト⑥オレキシン受容体拮抗薬に分類されます。

①②バルビツール酸（ＢＢ）系・非バルビツール酸（非ＢＢ）系

- ＢＢ系や非ＢＢ系は依存や耐性が生じやすく大量服用で致死的危

険性があり、薬の中断によるせん妄や痙攣発作などを起こしやすいことから不穏・興奮状態にある患者への救急的な鎮静等特別な状況のときのみ使用します。

	分類	成分名	商品名
ＢＢ	短時間型	ペントバルビタールカルシウム	ラボナ
	中間型	アモバルビタール	イソミタール
	長時間型	フェノバルビタール	フェノバール
非ＢＢ	有機ブロム系	ブロモバレリル尿素	ブロバリン
	クロラール系	抱水クロラール	抱水クロラール・エスクレ坐剤

③④ベンゾジアゼピン（ＢＺ）系・非ベンゾジアゼピン（非ＢＺ）系

- ＢＺ系睡眠薬は耐性や依存性が少なく、また脳幹を含めた脳全体を活性化するＢＢ系と異なりＢＺ受容体を介してＧＡＢＡの作用を増強させることから、大量服用したり、ＢＺ受容体が飽和になったりしてもＧＡＢＡ作用増強の限界があります。
- そのため、安全性が高いことから睡眠薬として多く使用されています（非ＢＺ系もＢＺ受容体を介して睡眠作用を発揮するので、ＢＺ受容体作動薬として位置づけられています）

分類	作用時間(h)	成分名	主な商品名	臨床用量(mg)	高齢者制限	日数制限	半減期(h)
超短時間作用型	2〜4	トリアゾラム	ハルシオン	0.125〜0.5	0.25mgまで	30日	2〜3
		ゾピクロン	アモバン	7.5〜10	10mgまで		4
		ゾルピデム	マイスリー	5〜10	10mgまで	30日	2

分類	作用時間	一般名	商品名	用量	高齢者上限	処方日数	半減期
短時間作用型	6〜10	エチゾラム	デパス	1〜3	1.5mgまで		6
		ブロチゾラム	レンドルミン	0.25		30日	7
		リルマザホン	リスミー	1〜2	2 mgまで		10
		ロルメタゼパム	ロラメット	1〜2	2 mgまで		10
			エバミール				
中間型作用型	12〜24	ニメタゼパム	エリミン	3〜5		30日	21
		フルニトラゼパム	ロヒプノール	0.5〜2	1 mgまで	30日	24
			サイレース			30日	24
		エスタゾラム	ユーロジン	1〜4		30日	24
		ニトラゼパム	ベンザリン	5〜10		90日	28
			ネルボン				
長時間作用型	24〜	フルラゼパム	ダルメート	10〜30		30日	65
			ベノジール				
		ハロキサゾラム	ソメリン	5〜10		30日	85
		クアゼパム	ドラール	20〜30		30日	36

- 一般的に入眠障害には超短時間型・短時間型が、中途覚醒や中途覚醒に伴う熟睡障害には中間型・長時間型が推奨されています。
- 超短時間型や短時間型は半減期が短く翌朝への持越し効果が少ないとされていますが、高力価で半減期の短い薬剤は用量依存的に健忘を出現させやすいので特に薬物代謝や排泄機能の低下した高齢者には注意が必要で、高齢者への投与量の制限が設けられているものがあります。
- 中間型や長時間型では日中も作用するため、日中の眠気や脱力感、精神運動機能への影響に注意が必要です。

同じ種類薬での使い分け　①ＢＺ受容体選択性

- 鎮静・催眠作用以外にも抗不安作用や抗痙攣作用、筋弛緩作用を持ち合わせます。

〈ポイント〉

- ω1受容体選択性の高いゾルピデムとゾピクロン、クアゼパムはふらつきや転倒のリスクが少ないが抗不安作用も弱めです。

- ＢＺ受容体にはω1～ω3のサブタイプが存在し、中枢型ω1受容体は小脳に多く分布して鎮静・睡眠作用に関与、中枢型ω2受容体は脊髄に多く分布し、筋弛緩作用や抗不安作用に関与していると言われています（ω3受容体は末梢で作用）。
- ゾルピデムとゾピクロン、クアゼパムはω1受容体選択性が高いため筋弛緩作用によるふらつきや転倒のリスクは少ないものの抗不安作用が弱いため、不安・焦燥感がある場合や他の精神疾患がある場合にはω2受容体にも作用する睡眠薬の方が効果が期待できます。

同じ種類薬での使い分け　②相互作用

〈ポイント〉

- ＣＹＰで代謝されないロルメタゼパムは肝機能低下患者や高齢者に使いやすい薬剤です。

- ＣＹＰ３Ａ４で肝代謝される薬剤が多いためＣＹＰ３Ａ４を誘導する薬剤（抗てんかん薬・抗結核薬など）や阻害する薬物（抗真菌薬・マクロライド系抗生剤・Ca拮抗剤・抗ウイルス薬等）との相互作用に注意が必要です。
- ロルメタゼパムはＣＹＰを介さず、大部分が直接グルクロン酸抱合を受けるため肝機能低下患者や高齢者に使いやすい薬剤です。

同じ種類薬での使い分け　③食事の影響

〈ポイント〉

- クアゼパムは食事の後2時間はあけること。

- クアゼパムは食事の影響でバイオアベイラビリティーが約2～3倍増大することから食事から2時間以上あける必要があります。

同じ種類薬での使い分け　④副作用

- ＢＺ系の副作用は薬理作用の延長上にあるものが多く、期待した効果が見られないと早朝覚醒や日中不安を生じ、期待した効果以上の持越し効果が見られると日中の眠気やふらつき、頭痛や倦怠感、筋弛緩作用による脱力感やふらつき、転倒を生じます。
- 持越し効果は高齢者や中長時間作用型で出現しやすいと言われています。
- また、超短・短時間作用型の高用量やアルコールとの併用で出現しやすいのが前向性健忘です。服用後から寝付くまで、また睡眠中に起こされた際の出来事や起きてからの出来事を思い出せなくなります。

〈ポイント〉

- 高齢者・中長時間作用型に多い副作用→持越し効果（眠気、ふらつき、めまい、頭痛、倦怠感や脱力感など）
- 超短・短時間作用型の高用量やアルコールとの併用で多い副作用→前向性健忘

- BZ系の中断により反復性不眠（突然薬を止めることで以前より強い不眠に陥ること）や退薬症状（退薬時不眠以外に一時的に起こる不安や焦燥、振戦や発汗、まれにせん妄や痙攣等の症状）を起こすことがあります。
- また臨床用量で効果があり、睡眠薬を減量・中断しようとすると反復性不眠や退薬症状が出現してしまい、長期にわたって臨床用量の服薬を続ける臨床用量依存になることもあります。
- そのため、睡眠薬を減量・中止するには、超短時間・短時間作用型では「漸減法」、中長時間作用型では「隔日法」やいったん半減期の長い薬剤に置き換えた後に漸減法や隔日法を行う「置換法」が推奨されています。

〈ポイント〉

- BZ系睡眠薬を減量・中止するときには反復性不眠や退薬症状、臨床用量依存に注意。
- 睡眠薬の中止方法は、超短時間・短時間作用型では「漸減法」、中長時間作用型では「隔日法」「置換法」が推奨されています。

⑤メラトニン受容体アゴニスト（ラメルテオン：ロゼレム）

- 2010年、BZ系睡眠薬とは作用が異なり、体内時計に働きかけて睡眠と覚醒のリズムを改善する薬（一般名ラメルテオン：ロゼレム）が発売されました。

一般名	商品名
ラメルテオン	ロゼレム

- 視交叉上核にあるメラトニン受容体に睡眠ホルモンと言われるメ

ラトニン（脳の松果体から分泌され睡眠や覚醒サイクルを調節するホルモン）が作用されると睡眠効果を現します。
- この薬はメラトニン受容体を選択的に刺激し睡眠と覚醒のリズムを整えることで寝つきを良くし、睡眠障害を改善します。
- ＢＺ系睡眠薬に比べ、ふらつきや記憶障害、依存性などの副作用が少なく安全性が高い薬剤ですが、効果が表れるには時間がかかります。少なくとも、２週間を目安に薬の効果を判定しなければいけません。
- 自然な眠りの機序を補助する作用なので半減期や作用時間は大きく影響しないものと思われますが、30分～１時間で最高血中濃度、半減期でも１時間です。
- 特に併用頻度が高いと思われる抗うつ剤の中の（フルボキサミン：ルボックス、デプロメール）との併用は血中濃度・ＡＵＣ上昇の報告があり「禁忌」なので注意が必要です。

〈ポイント〉

- メラトニン受容体に作用することで体内時計を調節し、睡眠と覚醒のリズムを整え、自然な眠りを作ります。
- ＢＺ系に比べ、ふらつきや依存など副作用は少なく安全性は高いが、即効性はなく、効果が現れるのに２週間かかるといわれています。
- 睡眠薬と併用の多い抗不安薬のフルボキサミンは併用禁忌。

⑥オレキシン受容体拮抗薬（スボレキサント：ベルソムラ）

- 2014年、今までの睡眠薬と全く異なった作用機序で眠りを導く睡眠薬（一般名スボレキサント：ベルソムラ）が世界に先駆けて日本で初めて発売されました。

一般名	商品名
スボレキサント	ベルソムラ

- 脳の覚醒を維持する神経伝達物質であるオレキシンの受容体への結合をブロックすることで、過剰な覚醒状態を抑制し、脳を覚醒状態から睡眠状態へと移行させていく薬剤です。
- 耐性や依存性形成が起きないと言われています。
- 最高血中濃度（Ｔｍａｘ）は1.5時間で即効性もあり、半減期（Ｔ１／２）は約10時間、効果持続時間は６～８時間ほどであるため、入眠障害や中途覚醒に効果があると言われています。
- ＣＹＰ３Ａで代謝されるためＣＹＰ３Ａを強く阻害する薬剤は禁忌となっています。特に使用頻度が高いと思われるクラリスロマイシンとの併用に注意が必要です。
- また突然眠ってしまったり全身の力が抜けてしまったりする「ナルコレプシー」は、オレキシンの欠乏が原因だと言われているため、機序的にオレキシンを人工的に遮断するベルソムラは、ナルコプレシー様症状に注意が必要です。

〈ポイント〉

- 脳の覚醒を維持するオレキシンの受容体への結合を阻害することで、脳の覚醒を抑制し眠りを起こします。
- Ｔｍａｘ＝1.5時間　Ｔ１／２＝10時間のため入眠障害や中途覚醒に効果あり
- ナルコプレシー様症状に注意

11-2 抗不安薬

特徴

- はっきりした理由がないのに不安が起こり、いつまでも続くのが病的な不安で、この不安が様々な身体症状を伴って現れるのが不安障害です。
- 精神医学的診断により確定診断され、精神療法（認知行動療法など）や対症療法として抗不安薬が用いられます。
- 主に使われるのはベンゾジアゼピン系（ＢＺ系）薬剤で、効果発現時間や抗不安作用の強さや副作用のリスク等を考慮したうえで選択されます。

抗不安薬

	一般名	主な商品名	力価	Tmax (mg)	T1/2 (h)	力価（等価計算）	日数制限
短時間作用型	エチゾラム	デパス	高力価	3	6	1.5	
	クロチアゼパム	リーゼ	低力価	1	6.3	10	30日
	フルタゾラム	コレミナール	低力価	1	3.5	15	
中間作用型	ロラゼパム	ワイパックス	高力価	2	12	1.2	30日
	アルプラゾラム	ソラナックス、コンスタン	高力価	2	14	0.8	30日
	ブロマゼパム	レキソタン、セニラン他	中力価	1	8〜19	2.5	30日 坐14日

長時間作用型	フルジアゼパム	エリスパン	高力価	1	23	0.5	30日
	メキサゾラム	メレックス	高力価	1〜2	60〜150	1.67	
	クロキサゾラム	セパゾン	中力価	—	11〜21	1.5	30日
	ジアゼパム	セルシン、ホリゾン他	中力価	1	27〜28	5	90日
	メタゼパム	レスミット	低力価	0.5〜1.5	2〜5	10	30日
	クロラゼプ酸ニカリウム	メンドン	低力価	0.5〜1	24以上	7.5	14日
	クロルジアゼポキシド	バランス、コントール他	低力価	1	6.6〜28	10	30日
	オキサゾラム	セレナール	低力価	7〜9	50〜62	20	30日
超長時間作用型	ロフラゼプ酸エチル	メイラックス	高力価	1.2	122	1.67	30日
	フルトプラゼパム	レスタス	高力価	4〜8	190	1.67	
	プラゼパム	セダプラン	低力価	1.3±0.7	94	12.5	30日
	クエン酸タンドスピロン	セディール		0.8	1.2	25	

等価計算：ジアゼパム換算ＴＲＳ－ＲＧ版の等価換算量参考

作用時間

- 日中の眠気を避けたいときは短時間型のクロチアゼパムやエチゾラムを使用します。
- ジアゼパム・ロラゼパム・アルプラゾラムは即効性が期待できます。
- 服用回数を減らしたいときは長時間型を使用しますが投与数日後に中毒域に達することがあるので注意が必要です。
- 効果発現の遅いタンドスピロンやうつ状態を伴う不安にＳＳＲＩを使用する際に即効性のあるＢＺ系が併用されますが、漠然と継続

せず 2 〜 3 週間で漸減する必要があります。

> **〈ポイント〉**
> - 高力価短時間型（とくに頻用されるエチゾラム）の離脱症状に注意

高力価短時間作用型

- 最もよく使われるエチゾラム（高力価短時間作用型）は、常用量でも長期間使用すると服用の合間に"interdose rebound anxiety"が生じ依存形成の原因となり、急激に服薬を中断すると服用前より不安が増強する"反跳不安"や"離脱症状"として不眠、興奮、抑うつ、精神症状の悪化、食欲低下、嘔気、痙攣発作などが出現しやすくなるので注意が必要です。
- また、高力価短時間作用型薬では、一過性の認知障害も用量依存的に認められています。
- 治療で長期に服用の場合にはロフラゼプ酸エチルのような超長時間型の薬剤が適しているといわれています。

11-3 統合失調症薬

特徴

- 統合失調症は根本的な原因は不明ですが、ドパミンの過剰放出等の脳の代謝異常と心理社会的なストレスなど環境因子の相互作用により発症すると考えられています。
- 統合失調症の症状には、幻覚、妄想、興奮を起こす「陽性症状」と、意欲低下、感情鈍麻、自閉などを起こす「陰性症状」があり、認知障害が現れることもあります。
- 統合失調症の治療は急性期治療と慢性期治療（休息期および回復期）と症状消失後の維持期治療の３つに分かれます。
- 急性期では幻覚や妄想などの激しい陽性症状の減弱・除去を目的として薬物療法が主体に進められます。
- 慢性期治療においては陰性症状や認知機能障害治療の薬物療法に併行して心理社会的療法を行い、ＱＯＬや社会生活機能を回復させることが大きな目標となります。
- 症状が消失したといっても統合失調症はきわめて再発しやすい病気であることから、再発予防のための維持療法を長期間にわたって行っていく必要があります。

〈ポイント〉

- 統合失調症では急性期から再発防止の維持期まで薬物療法が不可欠です。
- 急性期は薬物による幻覚や妄想等陽性症状の減弱・除去が治療目標。

- 休息・回復期では薬物療法＋心理社会的療法でＱＯＬや社会生活機能を回復させることが治療目標。
- 維持期では継続的に服薬を続けることで再発予防。

統合失調症の薬物療法

- 統合失調症の薬物療法の目的はドパミン神経の機能回復をさせることによってストレスへの抵抗力を増強させることであり、定型（第１世代）と非定型（第２世代）に大別されます。
- 定型は主に陽性症状に強く効果を示しますが、錐体外路症状や高プロラクチン血症等の副作用に注意が必要です。
- 非定型は定型に比べ、錐体外路症状の副作用が少なく、陰性症状や認知機能障害にも効果があると言われ、現在では、非定型を第１選択薬として単独使用が主流となっています。

定型（第１世代）

- 主に中脳辺縁皮質系と黒質－線条体系に存在するドパミンD_2受容体を強力に遮断することにより幻覚や妄想などの陽性症状に効果が強いといわれていますが、錐体外路症状や高プロラクチン血症等の副作用が出やすいため注意が必要です。

分類	一般名	主な商品名	力価（等価計算）	
フェノチアジン系	ペルフェナジン	ピーゼットシー	高力価	10
	プロクロルペラジン	ノバミン	高力価	15
	フルフェナジン	フルメジン	高力価	2
	プロペリシアジン	ニューレプチル	中間/異型	20
	クロルプロマジン塩酸塩	コントミン ウインタミン	低力価	100
	レボメプロマジン	ヒルナミン レボトミン	低力価	100

ブチロフェノン系	ハロペリドール	セレネース	高力価	2
	スピペロン	スピロピタン	高力価	1
	チミペロン	トロペロン	高力価	1.3
	ブロムペリドール	インプロメン	中間/異型	2
	ピパンペロン塩酸塩	プロピタン	低力価	200
ベンズアミド系	ネモナプリド	エミレース	高力価	4.5
	スルトプリド塩酸塩	バルネチール	中間/異型	200
	スルピリド	ドグマチール	中間/異型	200
	チアプリド塩酸塩	グラマリール		
その他	クロカプラミン塩酸塩水和物	クロフェクトン	中間/異型	40
	カルピプラミン	デフェクトン	中間/異型	100
	モサプラミン塩酸塩	クレミン	中間/異型	33
	オキシペルチン	ホーリット	中間/異型	80
	ゾテピン	ロドピン	中間/異型	66

等価計算:クロルプロマジン換算TRS-RG版の等価換算量参考

〈ポイント〉

- 定型抗精神病薬はD_2受容体を強力に阻害→陽性症状を改善
  =錐体外路症状や高プロラクチン血症の副作用の発現が多い

- 定型抗精神病薬はドパミンD_2受容体を遮断することで陽性症状に効果を示しますが、脳内のドパミン量が少なくなりすぎると錐体外路症状(EPS)を引き起こします。
- また、ドパミンはプロラクチンの分泌を抑制する働きがあるため、脳内ドパミン量が低下するとプロラクチンの分泌が過剰になってしまい、高プロラクチン血症を引き起こします。

主な錐体外路症状

症状		対策
パーキソニズム	手足の震えなど左右対称性に症状が発現する傾向があり、動作時振戦も出現しやすい。服用後数日から数週間で発症することが多く、女性・高齢者で起こりやすい。	減量／他剤変更
アカシジア	「静座不能」「静止不能」とも言う。筋強直により座ったままでいられない・じっとしていられない・下肢のむずむず感等の症状が出ます。服用後数時間〜数日で起こりやすい。	減量／他剤変更
ジストニア	持続的な筋肉の異常収縮により様々な不随意運動や肢位、異常な姿勢が生じる状態で首が反り返る（頸部の後屈）、目が上を向いたまま正面を向かない（眼球上転）、舌が出たままになる（舌の突出）、ろれつがまわらない等の症状が出ます。	減量／他剤変更
ジスキネジア	ジストニアが主に筋緊張の異常を示すのに対し、ジスキネジアは運動の異常を示します。舌や唇を突き出す、頬を引っ込める、口を頻繁に開けたり閉めたりする等の症状が出ます。遅発性では数カ月〜数年以上経ってから現れることがあり、薬を止めても元に戻らないことがあるので注意。	減量／他剤変更

非定型（第2世代）

- ドパミンD_2受容体遮断作用だけでなくセロトニン$5-HT_2$受容体の阻害作用を併せ持つため、陽性症状だけでなく、感情の減退や思考能力の低下などの陰性症状にも効果のある薬剤です。
- またドパミンD_2受容体遮断作用が弱くなっているため、錐体外路症状や高プロラクチン血症などの副作用も出にくいと言われています。

分類	一般名	主な商品名	力価（等価計算）
SDA（セロトニン・ドパミン遮断薬）	ブロナンセリン	ロナセン	4
	リスペリドン	リスパダール	1
	ペロスピロン塩酸塩	ルーラン	8
	パリペリドン	インヴィガ	
MARTA（多元受容体標的化抗精神病薬）	クエチアピンフマル酸塩	セロクエル	66
	オランザピン	ジプレキサ	2.5
DSS（ドパミン受容体部分作動薬）	アリピプラゾール	エビリファイ	4
その他	クロザピン	クロザリル	

等価計算：クロルプロマジン換算TRS-RG 版の等価換算量参考

〈ポイント〉

- 非定型抗精神病薬はD$_2$受容体遮断作用（陽性症状に効果あり）にセロトニン受容体阻害作用を併せ持つ→陰性症状にも効果あり
- 定型よりD2受容体遮断作用が弱いため、錐体外路症状や高プロラクチン血症等の副作用が少ない。

SDA（セロトニン・ドパミン拮抗薬）

脳内の神経伝達物質であるセロトニン5－HT$_2$受容体とドパミンD$_2$の受容体の働きを遮断します。過剰に放出されているドパミンを抑制して陽性症状を改善、セロトニンを抑制することで前頭前皮質のドパミン活性が高め、陰性症状を改善します。

- ブロナンセリン（ロナセン）はD$_2$親和性が強く、幻覚や妄想に効果が認められます。5－HT$_2$受容体親和性も強いのですが、他のSDAに比べD$_2$受容体を強く阻害する作用があるため、DSA（ドパミン・セロトニン拮抗薬）とも呼ばれています。
- リスペリドン（リスパダール）はD$_2$親和性が強く、長時間作用する薬剤なので、用量依存的に錐体外路症状が発現しやすく、$α_1$受容体にも親和性があるため起立性低血圧に注意が必要です。
- ペロスピロン（ルーラン）はリスパダールよりD$_2$親和性が強いですが、短時間作用の薬剤なので錐体外路症状は比較的少なく5－HT$_{1A}$受容体親和性が強いので、不安や抑うつに効果があるといわれています。
- パリペリドン（インヴィガ）はリスペリドンの代謝物です。浸透圧を利用した薬物放出制御システムを用いた徐放性経口製剤で、朝食後1回に服用することで24時間定常状態を保つ薬剤です。

MARTA系（多元受容体作用抗精神病薬）

セロトニンやドパミンだけでなく、さまざまな神経伝達物質の受容体に作用して、過剰な働きを遮断する薬です。SDAと同じように前頭前皮質のドパミン活性を活発にするため、陰性症状にも効果があります。

- オランザピン（ジプレキサ）は躁症状とうつ症状の改善両方に適応がある薬剤です。D$_2$親和性は弱いですが、H$_1$及び5－HT$_{2C}$受容体遮断作用があるため、食欲増進や体重増加などの副作用が出現しやすく、糖尿病性ケトアシドーシスによる死亡例の報告もあるため、糖尿病患者や糖尿病既往歴の患者には禁忌となっています。またM1受容体遮断作用があり、口渇や便秘・排尿障害の副作用にも注意が必要です。

- クエチアピンフマル酸塩（セロクエル）はD₂親和性が弱いため錐体外路症状は少ないです。$α_1$受容体遮断作用とH₁受容体遮断作用があるため陽性症状や陰性症状、認知（思考）機能の改善に有効ですが、低血圧症状や眠気、体重増加の副作用に注意が必要です。セロクエルでも糖尿病性ケトアシドーシスによる死亡例の報告もあるため、糖尿病患者や糖尿病既往歴の患者には禁忌となっています。

> **DSS系（ドーパミンシステム安定薬）**
> ドパミンが過剰に働いているときは抑制し、少量しか放出されていないときは、刺激して放出するように調節する薬です。陽性症状も陰性症状も、どちらにも効果があります。

- アリピプラゾール（エビリファイ）は双極性障害における躁症状の改善にも適応があります。ドパミンの経路を完全に遮断せずドパミンシステムを安定させる働きがあるため、陽性症状や陰性症状、不安や抑うつ症状に効果があるとされ、気分を安定させる効果も認められています。他の非定型抗精神病薬より眠気が少なく、肥満や糖尿病といった代謝系の副作用が少ないのが特徴的です。錐体外路症状が少なく、プロラクチンにもあまり影響しないといわれています。

その他の薬

- クロザピン（クロザリル）の適応症は「治療抵抗性統合失調症」のみでクロザリル患者モニタリングサービス（CPMS）に登録された医師や薬剤師のいる登録施設で登録患者にのみ投与が可能となっています。
- クロザピンは広範囲の受容体に結合して、それぞれの神経伝達物

質の作用が高まるように刺激するため、初めて発病した際の陽性症状や他の抗精神病薬で効果が見られなかった場合の第一選択薬となっています。
- 最も重篤な副作用としては無顆粒球症があり細菌や真菌による重症の感染症を併発しやすいため、定期的に血液検査を行う必要があります。

11-④ うつ病治療薬

特徴

- うつ病は思い当たる原因がないのに1日中気持ちが落ち込んだまま気分が回復せず、強い憂うつ感が続きます。
- 脳の機能に異常が生じていると同時に、その人の元々の性質やストレス・体の病気、環境の変化等、生活の中のさまざまな要因が重なって発病すると考えられています。
- 男女比が1対2と女性に多いと言われています。
- うつ病の症状には精神症状と身体症状があり、診断にはWHO国際疾病分類である「ICD-10」と、米国精神医学会の「DSM-IV」の2つが主に使われています。

〈ポイント〉

- 精神症状
  抑うつ気分・興味や喜びの喪失・精神運動の障害・思考力や集中力の低下・意欲の低下・自責感・希死念慮・妄想など
- 身体症状
  不眠・食欲不振・全身倦怠感・痛み（腰痛、肩こり・肩の痛み、頭痛）・めまい・胃腸症状（下痢や便秘）など

薬物治療の分類

- うつ病患者は脳内の伝達物質ノルアドレナリン（NA）やセロトニン（5-HT）が不足している状態にあるため脳内伝達物質の作用を強める薬物療法が用いられます。
- うつ病の薬物治療は構造や作用機序により「①三環系抗うつ薬」

「②四環系抗うつ薬」「③フェニルピペラジン系抗うつ薬」「④選択的セロトニン再取り込み阻害薬（ＳＳＲＩ）」「⑤セロトニン・ノルアドレナリン再取り込み阻害薬（ＳＮＲＩ）」「⑥ノルアドレナリン作動性・特異的セロトニン作動性抗うつ薬（ＮａＳＳＡ）」に分類されます。

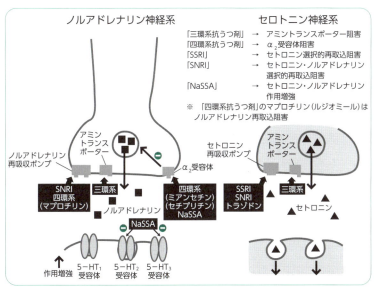

抗うつ薬の作用機序

①三環系抗うつ薬　②四環系抗うつ薬

- 三環系・四環系抗うつ薬は、脳内におけるセロトニンおよびノルアドレナリンの再取込みを阻害し、シナプス間隙のセロトニンおよびノルアドレナリン量を増やし、抗うつ作用を示します。
- 三環系抗うつ薬は強力な抗うつ作用を示しますが副作用の発現率が高いため、それらをマイルドにしたのが四環系抗うつ薬です。
- また三環系・四環系ともに効果発現までに２〜４週間時間がかか

ります。
- 三環系・四環系抗うつ薬は、抗コリン作用があるため、副作用として口渇や排尿困難、眼圧上昇などがあり、緑内障患者には禁忌となっています。

〈ポイント〉

- 効果の強さ・副作用の発現頻度　三環系＞四環系
- 三環系・四環系抗うつ剤は効果発現までに２～４週間かかる。
- 抗コリン作用あり　口渇・排尿障害・眼圧上昇に注意。

	一般名	主な商品名	特徴
三環系	イミプラミン	トフラニール	意欲の向上や気分の高揚作用が強い・夜尿症やパニック障害にも適応有。
	クロミプラミン	アナフラニール	(静注) 希死念慮が切迫、急速なうつ状態改善に使用。パニック障害・強迫性障害・摂食障害、また夜尿症にも適応有。
	アミトリプチリン	トリプタノール	鎮静作用が強い（自殺念慮や焦燥感が強い場合に有効）夜尿症にも適応有。
	ノルトリプチリン	ノリトレン	心毒性・抗コリン作用・起立性低血圧も少ないため高齢者に比較的使いやすい。
	アモキサピン	アモキサン	ドパミンD_2遮断作用があり、精神症状を有する場合に有効。
	ドスレピン	プロチアデン	優れた抗不安作用。抗コリン作用・呼吸器循環器に及ぼす影響が少ない。
	ロフェプラミン	アンプリット	意欲向上と気分高揚作用あり。抗コリン作用が少なく高齢者にも使いやすい。

四環系	マプロチリン	ルジオミール	ノルアドレナリン再取り込み阻害作用抗コリン作用は少ないが高用量で痙攣惹起作用に注意。
	ミアンセリン塩酸塩	テトラミド	$α_2$受容体阻害→ノルアドレナリンの作用を強める。睡眠作用（就寝前服用）あり。
	セチプチリンマレイン酸塩	テシプール	$α_2$受容体阻害→ノルアドレナリンの作用を強める。抗コリン作用・心血管系に及ぼす影響が少ない。

③フェニルピペラジン系抗うつ薬（セロトニン2受容体拮抗薬）

- セロトニンの再取り込み阻害と5-HT_2受容体阻害の2つの作用によりシナプス間隙のセロトニン濃度を増加させます。
- 睡眠作用（抗ヒスタミン作用）があるため、不眠症状を軽減することができます。

薬剤名	主な商品名
トラゾドン塩酸塩	レスリン、デジレル

④選択的セロトニン再取り込み阻害薬（ＳＳＲＩ）

- 脳内で選択的にセロトニンの再取り込みを阻害し、シナプス間隙のセロトニン濃度を増加させます。
- ほかの受容体にほとんど作用しないため抗コリン作用等副作用が軽減され、「軽症・中等症」によく使われます。
- ただセロトニン受容体の刺激作用により悪心や嘔吐・食欲不振等の消化器症状の頻度が高くなっています。
- 継続服用により慣れてくることも多いと言われていますが、初期に発現が多いので注意が必要です。
- ＳＳＲＩはうつ病だけでなく神経症にも保険適応があります。

薬剤名	主な商品名	特徴
フルボキサミンマレイン酸塩	デプロメール	強迫性障害・社会不安障害に適応有
	ルボックス	
パロキセチン塩酸塩水和物	パキシル	パニック障害・強迫性障害に適応有　1日1回の投与可能　18歳未満への投与注意
塩酸セルトラリン	ジェイゾロフト	パニック障害にも適応有　半減期（24時間）が長く1日1回の投与が可能

⑤セロトニン・ノルアドレナリン再取り込み阻害薬（SNRI）

- セロトニン神経だけでなく、ノルアドレナリン神経にも作用し、選択的にセロトニンとノルアドレナリンの二つの神経伝達物質の再取り込みを阻害して、シナプス間隙のセロトニンとノルアドレナリンを増加させます。
- SSRI同様、ほかの受容体にほとんど作用しないため抗コリン作用等副作用が軽減され、「軽症・中等症」によく使われます。

薬剤名	主な商品名	特徴
ミルナシプラン塩酸塩	トレドミン	排尿障害に注意
デュロキセチン塩酸塩	サインバルタ	糖尿病末梢神経障害にも有効

⑥ノルアドレナリン作動性・特異的セロトニン作動性抗うつ薬（NaSSA）

- α2受容体を阻害することによってノルアドレナリンの放出を促進させ、シナプス間隙のノルアドレナリン濃度を増加、またセロトニン$5-HT_2$受容体、$5-HT_3$受容体を阻害することによって、$5-HT_1$受容体の作用を強め、抗うつ作用を示します。

薬剤名	主な商品名	特徴
ミルタザピン	リフレックス	1日1回就寝前の服用
	レメロン	

> **〈双極性障害〉**
>
> - 躁病の極とうつ病の極の両方をもつ気分障害という意味です。
> - 双極性障害の発生率は約0.6〜0.9％と少ないのですが、単極性うつ病発症率3〜5％の2〜3割が双極性に転じるので注意が必要です。
> - 発病年齢は20代にピークで、男女比は1対1となっています。
> - 双極性障害の薬物療法では気分安定薬（日本では炭酸リチウム、バルプロ酸、カルバマゼピンの3種類が使用できる）を中心に用いるのが原則です。
> - 激しい躁状態には鎮静効果のある抗精神病薬を、また程度の重いうつ状態には抗うつ薬を付加的に用います。

気分安定薬

- 感情をコントロールするノルアドレナリンやドパミン、セロトニン等のバランスを整え、抑えることのできない感情の高まりや行動を抑えて気分を安定させるお薬です。双極性障害の維持療法でよく使われます。

薬剤名	主な商品名
炭酸リチウム	リーマス
カルバマゼピン	テグレトール
バロプロ酸ナトリウム	デパケン・ハイセレニン

11-5 抗てんかん薬

> **特徴**
>
> ● てんかんとは、種々の成因によってもたらされる慢性の脳疾患であって、大脳ニューロンの過剰な発射に由来する反復性の発作(てんかん発作)を特徴とし、それにさまざまな臨床症状及び検査所見が伴う(WHO)と言われています。
>
> ● てんかん発作は、過剰な電気的興奮が起こった部位や電気的な興奮の広がり方によって部分発作(局在関連発作)と全般発作に分けられます。
>
> ● また、意識障害の有無、てんかん発作の症状、発作型、発作の対称性によって細かく分類されます

発作症状による発作型分類

大分類		小分類	薬
部分発作	単純部分発作	意識の保たれる発作	CBZ
	複雑部分発作	意識の無くなる発作	CBZ
	二次性全般化		CBZ
全般発作	欠神発作	ボーとして短時間意識を失うもの	VPA,ESM
	強直間代発作	突っ張ってからカクカクする発作	VPA
	ミオクロニー発作	身体の一部or全身筋肉がピクンとする	VPA
	脱力発作	筋肉の力が抜ける発作	VPA

国際抗てんかん連盟の分類参考

治療薬の選択

- てんかん治療の目的は、てんかん発作を抑制し発作を繰り返すことによる二次的な脳損傷や発作の難治化を防ぐことです。
- 病型により治療薬の選択や治療効果、予後が異なるため正確なてんかん診断が重要です。
- てんかんの治療は単剤治療が原則で、単剤で十分に発作を抑制できない場合に併用療法が行われます（上の表は単剤治療時の推奨薬剤）。
- 全般発作にはバロプロ酸Na（VPA）が、部分発作にはカルバマゼピン（CBZ）が第1選択薬となっています。

〈ポイント〉

- 発作型により治療薬の選択や効果、予後が異なる。
- 薬物投与の前に正確なてんかん診断が重要。

抗てんかん薬の作用機序

① （Na^+の透過性抑制）グルタミン酸受容体の興奮性Naチャネルを介してNa流入を抑制して神経細胞の興奮を抑制します（カルバマゼピン・ラモトリギン・フェニトイン・トピラマート・バロプロ酸Na・ゾニサミド）。

② （Cl^-の透過性亢進）神経の抑制系であるガンマアミノ酪酸（GABAA）受容体に結合してGABA作用の増強により神経活性の抑制を増強します（フェノバルビタール・ベンゾジアゼピン系）。

③ （Ca^{2+}の透過性抑制）興奮性T型Caチャネルを抑制することによって発作を抑制します（エトスクシミド・ガバペンチン・エクセグラン）。また、バロプロ酸NaはGABA酵素の働きを阻害しシナプス間隙のGABA濃度を上昇させる作用があり、ガバペンチンはグルタミン酸の遊離を抑制する作用もあります。レベチラセタムは

神経伝達物質を包み込んでいるシナプス小胞上の蛋白結合部位（SV2A）に作用して発作を抑制します。

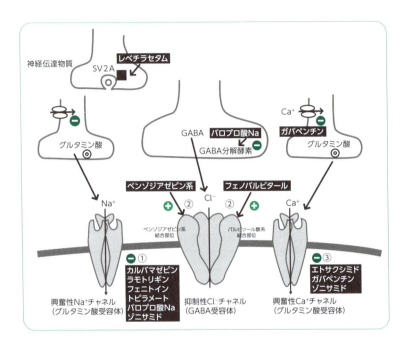

抗てんかん薬

分類	薬剤名	略	主な商品名
バルビツール酸系	フェノバルビタール	PB	フェノバール
	プリミドン	PRM	プリミドン
ヒダントイン系	フェニトイン	PHT	アレビアチン
			ヒダントール
	エトトイン	EHT	アクセノン
オキサゾリジン系	トリメタジオン	TMO	ミノアレ

スルフォンアミド系	スルチアム	TSM	オスポロット
	アセタゾラミド	AZA	ダイアモックス
サクシミド系	エトスクシミド	ESM	ザロンチン
			エピレオプチマル
アセチルウレア系	アセチルフェネトライド	APT	クランポール
ベンゾジアゼピン系	クロナゼパム	NZP	リボトリール・ランドセン
	クロバザム	CLB	マイスタン
	ニトラゼパム	NZP	ベンザリン・ネルボン
イミノスチルベン系	カルバマゼピン	CBZ	テグレトール
分枝脂肪酸系	バルプロ酸ナトリウム	VPA	デパケン・R
			バレリン・セレニカR
			ハイセレニン
ベンズイソキサゾール系	ゾニサミド	ZNM	エクセグラン
新世代	ガバペンチン	GBP	ガバペン
	トピラマート	TPM	トピナ
	ラモトリギン	LTG	ラミクタール
	レベチラセタム	LEV	イーケプラ

11 抗てんかん薬

〈ポイント〉

- 第1選択薬　全般発作にはバロプロ酸Na：ＶＰＡ
  部分発作にはカルバマゼピン：ＣＢＺ
- 単剤投与が基本。効果がみられない場合のみ併用療法。
- 新世代といわれるガバペンチン：ＧＢＰ・トピラマート：ＴＰＭ・ラモトリギン：ＬＴＧ・レベチラセタム：ＬＥＶは第一選択や単剤での適応なし

バロプロ酸Na：ＶＰＡ

- 全般発作の第１選択薬です。
- 散剤・シロップ剤・徐放顆粒・錠剤・徐放錠剤等様々な剤形がありますが、血中濃度維持のためにできるだけ徐放薬の使用が推奨されています。
- セレニカＲ顆粒は便が白くなることがありますが、賦形剤の一部なので心配はありません。
- 蛋白結合率が90％と高いので他剤との相互作用に注意が必要です。
- 催奇形性リスクが高いため妊娠可能女性には葉酸の併用が推奨されています。

カルバマゼピン：ＣＢＺ

- 部分発作の第１選択薬です。
- 複雑部分発作では高い有効率を示しますが、失神発作や一部の発作は増悪させることがあるので注意が必要です。
- 服用初期は眠気が出やすいので少量から開始し漸増していきます。
- 定常状態まで３～６日かかります。
- ＣＹＰ３Ａ４代謝を受けるので併用薬など注意が必要です。
- 薬剤過敏性症候群（ＤＩＨＳ）を引き起こすことがあるので投与２か月後までは薬疹や発熱・リンパ節腫脹に注意しましょう。

ゾニサミド：ＺＮＳ

- ＣＢＺが無効時、または使用できないときの部分発作に第２選択薬として用いられます。
- 一部の全般発作やWest症候群に有効な例もあります。
- 眠気や倦怠感、食欲低下、体重減少などの副作用に注意しましょう。

- またＺＮＳも薬剤過敏性症候群（ＤＩＨＳ）に注意が必要です。

フェノバルビタール：ＰＢ

- 強直間代発作やＣＺＰやＰＨＴより効果は弱いものの、部分発作でも使用されます。
- 新生児や小児の熱性痙攣や痙攣重積にも使用されます。
- 定常状態まで14～20日かかります。
- 用量依存で眠気や鎮静、抑うつが生じることがあります。

フェニトイン：ＰＨＴ

- 強直間代発作、複雑部分発作に使用されます。
- 投与量を増やしていくと突然血中濃度が急増することがあり、急速な増量をするとめまいやふらつきをおこしやすく、内服で定常状態まで５～７日かかります。
- 長期服用では歯肉増殖や多毛などにも注意が必要です。
- ＰＨＴも薬剤過敏性症候群（ＤＩＨＳ）に注意が必要です。
- また催奇形性リスクが高いため、妊娠可能女性には葉酸の併用が推奨されています。

エトスクシミド：ＥＳＭ

- 定型失神発作に有効性が高いと言われています。
- 強直間代発作にもやや効果はありますが、他の発作には効果がなく適応の狭い薬剤です。

ベンゾジアゼピン系：ＢＺＰ

- 他のてんかん薬と併用されることが多い薬剤です。

①クロナゼパム：ＣＺＰ
- 部分発作に有効です。

- 強直間代発作以外の全般発作にも有効で種々のミオクロニーてんかん、West症候群、Lennox-Gastaut症候群などの難治性てんかんにも使用されます。
- 長期投与後の急激な減量は痙攣重積を起こすことがあるので注意が必要です。

②クロバザム：ＣＬＢ

- 他のてんかん薬と併用して部分発作に用いられる薬剤です。
- 全般発作にも使用されますが、鎮静作用はＣＺＰより弱めです。

新たなてんかん薬

- 新世代といわれるガバペンチン・トピラマート・ラモトリギン・レベチラセタムは第一選択や単剤での適応は認められていません。
- 他のてんかん薬で十分な効果が認められないてんかん患者の部分発作（二次性全般発作を含む）に対する適応のみとなっているので注意が必要です。

①ガバペンチン：ＧＢＰ

- 部分てんかんに有効です。
- 他のてんかん薬の血中濃度に影響を与えないため併用しやすい薬剤です。
- 初期は眠気やふらつきに注意が必要です。

②ラモトリギン：ＬＴＧ

- 部分発作に加え、強直間代発作、Lennox-Gastaut症候群における全般発作、双極性障害における気分エピソードの再発・再燃抑制にも適応がありますが、重篤な皮膚障害の副作用報告もあることから用法用量を守るよう注意喚起されています。

③トピラマート：TPM

- 様々な発作型に対して幅広く、強い効果を発揮します。
- 増量とともに眠気や倦怠感、食欲低下、体重減少、抑うつが生じることがあります。

④レベチラセタム：LEV

- 他の抗てんかん薬とは作用点が異なるので相互作用が少なく、あらゆるタイプのてんかんにも有効とされています。
- 初期に眠気やイライラ感等の副作用が出ることがあります。その場合は半量にするか中止します。

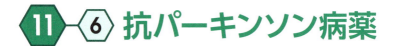

11-6 抗パーキンソン病薬

特徴

- パーキンソン病は脳内の中脳という場所の黒質線条体のドパミンが減少し、アセチルコリンが活性化することで、安静時の振戦、筋強剛（筋固縮）、動作緩慢、姿勢反射障害を主な症状とする病気です。
- 発症年齢のピークは、50歳代後半～60歳代です。
- 神経変性の改善や進行を抑制する薬物はなく、不足しているドパミンを補うことで症状を緩和する「補充療法薬」として抗パーキンソン病薬が使われます。

分類			薬品名	主な商品名
ドパミン作動薬	ドパミン補充薬		レボドパ単剤	ドパゾール
				ドパストン
			レボドパ＋カルビドパ配合剤	メネシット
				ネオドパストン
			レボドパ＋ベンセラジド配合剤	ECドパール
				マドパー
	ドパミンアゴニスト	麦角アルカロイド	ペルゴリドメシル酸塩	ペルマックス
			カベルゴリン	カバサール
			ブロモクリプチンメシル酸塩	パーロデル
		非麦角アルカロイド	タリペキソール塩酸塩	ドミン
			プラミペキソール塩酸塩水和物	ビ・シフロール
			ロピニロール塩酸塩	レキップ

MAO-B阻害薬	セレギリン塩酸塩	エフピーOD
COMT阻害薬	エンタカポン	コムタン
レボドパ賦活薬	ゾニサミド	トレリーフ
ドパミン放出促進剤	アマンタジン塩酸塩	シンメトレル
ノルエピネフリン補充薬	ドロキシドパ	ドプス
抗コリン剤	トリヘキシフェニジル塩酸塩	アーテン
	ビペリデン塩酸塩	アキネトン

抗パーキンソン病薬の作用機序

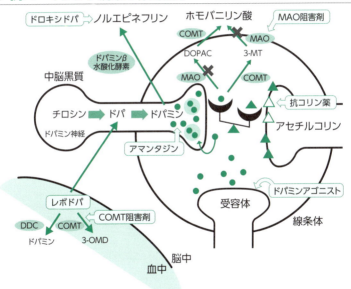

パーキンソン病の薬物療法

- パーキンソン病の薬物療法はドパミン補充薬やドパミンアゴニストの単剤投与から開始し、症状の進行に伴い他の作用機序の薬剤を

追加併用していきます。

> 〈ポイント〉
> - パーキンソン病は黒質線条体のドパミン減少が原因。
> - 神経変性の改善や進行を抑制する薬物はなく、「ドパミン補充療法薬」。
> - 単剤より開始するが、進行に伴い複数の薬剤を併用します。

ドパミン補充薬・ドパミンアゴニスト

- どちらも不足したドパミンを補うことから初期治療にも進行期の治療にも使われます。
- レボドパは脳内でドパミンに変わり減少したドパミンを補います。
- ドパミンアゴニストはシナプス後膜のドパミンD_2受容体に直接作用し、運動症状を改善すると言われています。
- レボドパは作用も強く即効性もあるのですが、長期服用により効果が減弱することがあります。
- ドパミンアゴニストはレボドパよりも効果は弱いものの作用時間が長く、長期服用による効果減は少ないと言われていますが、幻覚・妄想・錯乱状態などの精神症状を起こすことがあるので注意が必要です。
- ドパミンアゴニストは構造式の違いにより麦角系と非麦角系に分類されます。どちらもドパミン$D_1 D_5$受容体よりドパミンD_2受容体への親和性が高いのですが、特に非麦角系はより選択制が強いと言われています。
- ペルゴリドメシル酸塩は単独では使用せずレボドパとの併用が必須です。
- カベルゴリンは半減期が長く（43時間）1日1回の投与となって

います。

パーキンソン病治療補助薬

- ドパミン代謝酵素（MAO－B・COMT）を抑制することで脳内のドパミンが有効に使用できるように補助する薬剤ですべてレボドパやドパミンアゴニストに併用して使用されます。

①MAO－B阻害薬：セレギリン塩酸塩

- セレギリン塩酸塩は脳内でMAO－Bを阻害することによりレボドパの半減期を延長します。
- MAO－B阻害薬は併用禁忌の薬剤が多いため注意が必要です。

②COMT阻害薬

- エンタカポンは末梢でCOMTを阻害することによりレボドパの脳内移行を増大します。

③ドパミン代謝賦活薬：ゾニサミド

- 抗てんかん薬でもあるドパミン代謝賦活薬（ゾニサミド）はてんかんの１／４以下の用量でパーキンソン病治療薬として使用されます。
- 作用機序は明らかではありませんが、発作活動の伝播過程の遮断、てんかん原性焦点の抑制などによるものと言われています。

〈ポイント〉

- アマンタジンはジスキネジアの改善に有効。
- 抗コリン薬は振戦の改善に有効。
- ドロキシドパはすくみ足等の歩行障害に有効。

④ドパミン遊離促進薬:アマンタジン

- 線条体のドパミン神経終末からドパミンの遊離を促進させます。
- レボドパやドパミンアゴニストには効果は弱めですが、ジスキネジアの治療に対して効果が高いと言われています。

⑤抗コリン薬:トリヘキシフェニジル等

- アセチルコリン受容体の遮断作用によりドパミンが減少してしまったことにより相対的に過剰になっているアセチルコリンの働きを抑制します。
- 特に振戦の治療に効果が高いと言われています。

⑥ノルエピネフリン補充薬:ドロキシドパ

- ドパミンはノルアドレナリンの原料であるため、パーキンソン病患者ではドパミンが減っている=ノルアドレナリンの量も減っています。
- ドロキシドパは脳内でノルエピネフリンに変わり低下したノルアドレナリンを補充します。
- 特に進行性パーキンソン病に見られるすくみ足などの歩行障害に効果が高いと言われています。

11-7 抗認知症薬

特徴

- 認知症とは、後天的な脳の障害によって認知機能が持続的に低下し、日常生活や社会生活に支障をきたす状態のことで、認知症高齢者数は予想を上回るスピードで増加しています。
- 日本ではアルツハイマー型が最も多く、次いで血管性認知症やレビー小体型認知症の頻度が高いと言われています。
- 認知症は「早期診断・早期支援」が大事で進行予防のために薬物療法が用いられます。

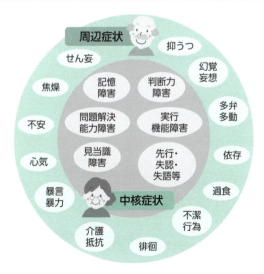

周辺症状

- その人の置かれている環境や、人間関係、性格などが絡み合って

起きるため症状は人それぞれです。
- 幻覚や妄想、無欲状態やうつ状態などの精神症状や歩行障害や筋肉が固くなる・失禁などの行動異常も伴います。
- 対症療法として、抑うつ等にベンゾジアゼピン（BZP）系や暴言暴力など攻撃性に抗精神病薬、また漢方の抑肝散なども使われます。

中核症状

- 脳の神経細胞が壊れることによって、最近のこと・昔のことが記憶から抜け落ち、次第に過去の記憶や経験などを失っていく記憶障害や、時間や場所を正しく認識する見当識が次第に崩壊する見当識障害をはじめとする認知機能障害です。
- 今まではアセチルコリン阻害薬であるドネペジル塩酸塩のみでしたが、近年、同作用のガランタミン臭化水素酸塩や貼付剤のリバスチグミン、またNMDA受容体を選択的に拮抗するメマンチン塩酸塩が使われるようになりました。

中核症状に作用する薬剤

分類	薬品名	主な商品名
コリンエステラーゼ阻害薬	ドネペジル塩酸塩	アリセプト
	ガランタミン臭化水素酸塩	レミニール
	リバスチグミン	リバスタッチパッチ・イクセロンパッチ
NMDA受容体拮抗薬	メマンチン塩酸塩	メマリー

抗認知症薬の作用機序

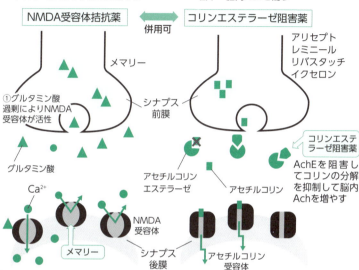

〈ポイント〉

アルツハイマー認知症
- 脳内アセチルコリン量の低下が原因←コリンエステラーゼ阻害薬
- 脳内グルタミン酸の過剰が原因←NMDA受容体拮抗薬
  ＜上記は作用機序が異なるため併用療法が可能です＞
- 重症度に応じて薬剤・用量が異なります。

コリンエステラーゼ（ChE）阻害薬

- アセチルコリンエステラーゼ（AchE）を阻害することで脳内アセチルコリン量を増加させ、脳内コリン作動性神経を賦活し認知機能障害を改善します。
- アルツハイマー型認知症は軽度・中等度・高度に分けられますが、高度に適応があるのはドネペジル塩酸塩10mg／日のみです。
- これらは投与開始や増量時に悪心・嘔吐・食欲不振等の副作用が出現するため、食後服用の推奨や消化器用薬を併用することもあります。

NMDA受容体拮抗薬：メマンチン塩酸塩

- NMDA受容体と結合することでグルタミン酸神経系の過剰な活性化を抑制し、神経細胞の保護や記憶学習機能障害を抑制します。
- メマンチン塩酸塩は軽度での適応はなく中等度〜高度で使用されます。
- コリンエステラーゼ阻害薬とは作用機序が異なるため、併用療法が可能です。
- 投与初期にめまいや傾眠などの副作用が多く、転倒に注意が必要です。

〈ポイント〉

- コリンエステラーゼ阻害薬はさまざまな剤形あり。嚥下機能や認知機能に応じて剤形を選択できます。

抗認知症薬の剤形

- 認知症患者は高齢者が多いため、嚥下機能の低下や認知機能低下による服薬拒否などにより経口が難しい場合があります。
- また必要に応じて第三者による服薬サポートも考慮する必要があ

り、抗認知症薬は様々な剤形が用意されています。

〈ポイント〉

- アリセプトは錠剤・口腔内崩壊錠（ＯＤ錠）・散剤・内服ゼリー。
- レミニールは錠剤・口腔内崩壊錠（ＯＤ錠）・内用液。
- リバスタッチやイクセロンは唯一の貼付剤。

コラム 5

認知症サポーターについて

　認知症の患者さんは高齢者の増加に伴い年々増加の一途をたどっています。これからは認知症の患者さんを地域でサポートする仕組みが必要です。認知症サポーターをご存知でしょうか？　各地で開催される90分間ほどの認知症サポーター養成講座を受講すれば認知症サポーターになります。小学生からご高齢の方まで幅広い方がサポーターになっています。地域で認知症の方も安心して生活ができる環境を作っていきたいですね。認知症サポーターとは、認知症に関する正しい知識と理解をもち、地域や職域で認知症や家族に対して自分でできる範囲で手助けする人です。

認知症サポーターになるとオレンジリングが進呈されます。

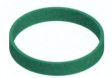

認知症サポーターの印
〈オレンジリング〉

※認知症サポーターは6,344,229名（H27年6月現在　厚生労働省資料）

認知症サポーターに期待されていること

1. 認知症に対して正しく理解し、偏見をもたない。
2. 認知症の人や家族に対して温かい目で見守る。
3. 近隣の認知症の人や家族に対して、自分なりにできる簡単なことから実践する。
4. 地域でできることを探し、相互扶助・協力・連携、ネットワークをつくる。
5. まちづくりを担う地域のリーダーとして活躍する。

第12章

泌尿器系に作用する薬剤

内分泌系の主な症状

排尿障害

　排尿障害は、蓄尿障害（尿失禁：蓄尿時膀胱に尿を保持できない）と、排出障害（排尿困難、残尿、尿閉）に分けられます。

蓄尿障害と排出障害

	症状	主な原因
蓄尿障害	頻尿・（切迫性・機能性・腹圧性・逆流性）尿失禁	前立腺肥大（男性） 過活動膀胱（OAB） 骨盤底弛緩・尿道括約筋障害など
排出障害	排出困難・尿閉	前立腺肥大（男性） 尿道狭窄・神経因性など

排尿障害薬の作用機序

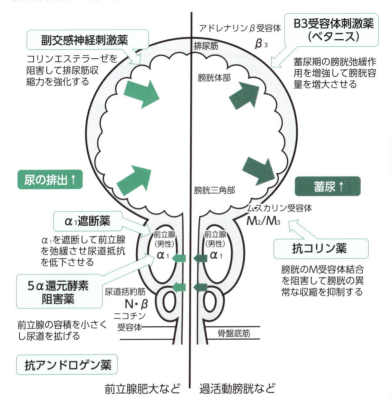

12-① 前立腺肥大治療薬

特徴

前立腺肥大症とは前立腺の肥大と排尿症状を伴う疾患で、原因はわかっていませんが、男性ホルモンなどの性ホルモン環境の変化が関与すると言われています。

分類	一般名	主な商品名
$α_{1A}／α_{1D}$遮断薬	タムスロシン	ハルナール
	シロドシン	ユリーフ
	ナフトピジル	フリバス、アビショット
α1遮断薬（$α_{1B}$も遮断）	プラゾシン塩酸塩	ミニプレス
	ウラピジル	エブランチル
	テラゾシン塩酸塩水和物	バソメット
5α還元酵素阻害薬	デュタステリド	アボルブ
抗アンドロゲン薬	クロルマジノン	プロスタール
生薬・漢方薬	セルニチンポーレンエキス	セルニルトン
	配合剤	エビプロスタット
	漢方	八味地黄丸
PDE5阻害薬	タダラフィル	ザルティア
副交感神経刺激薬	ベタネコール塩化物（直接）	ベサコリン
	ジスチグミン臭化物（間接）	ウブレチド

〈ポイント〉

- α遮断薬は$α_{1A}／α_{1D}$選択性が高い薬剤が選ばれます。
- ウラピジル（エブランチル）のみ女性の排出障害にも適応が

あります。
- 5α還元酵素阻害薬・抗アンドロゲン薬は前立腺を小さくします（機能的閉塞）。
- ＰＤＥ５阻害薬はNO（一酸化窒素）の分解を阻害することで尿道や前立腺平滑筋を弛緩させる新しいお薬です。

α１遮断薬

- 前立腺平滑筋にある$α_1$受容体を遮断することで前立腺を弛緩させ、前立腺の尿道に対する圧迫を軽減します。
- また前立腺肥大症に伴う過活動膀胱の改善にも効果があり、排尿困難だけでなく、頻尿、夜間頻尿、尿意切迫感などの蓄尿症状の改善にも効果があると言われています。
- 即効性がありますが、起立性低血圧・めまい・手術時の術中虹彩緊張低下症候群、・精障害・性欲減退などの性機能障害が認められることがあり注意が必要です。
- また、女性の排出障害にはウラピジル（エブランチル）に保険適応があります。

５α還元酵素阻害薬

- 前立腺細胞の中で、テストステロンをジヒドロテストステロン変換させる５α還元酵素の作用を抑制することで、前立腺細胞の増殖を抑制し肥大した前立腺を縮小させます。
- 即効性はなく長期間服用することにより肥大した前立腺を25〜35％程度縮小させると言われていますが、中止すると前立腺は再び大きくなります。
- 性機能障害関連の副作用（勃起不全、リビドー減退、射精障害）が比較的多く認められているので注意が必要です。
- 前立腺が大きい場合や、$α_1$遮断薬による治療で効果が不十分な

場合には、$α_1$遮断薬と5α還元酵素阻害薬の併用が有効です。

抗アンドロゲン薬

- 抗アンドロゲン薬は精巣からのテストステロン産生を抑制するとともに、血液中のテストステロンが前立腺細胞に取り込まれるのも抑制します。
- この薬も5α還元酵素阻害薬同様、肥大した前立腺を縮小して、排尿困難の症状を改善します。
- 高頻度で勃起障害や性欲低下などの性機能障害の副作用が見られるため注意が必要です。

植物から抽出したエキスを薬にした生薬・漢方薬

- 前立腺肥大症治療に使われることがありますが、有効性については十分な科学的根拠が示されておらず、$α_1$遮断薬よりは効果が劣りますが副作用はまれです。

ホスホジエステラーゼPDE5阻害薬

- 尿道や前立腺の平滑筋細胞においてNO（一酸化窒素）を分解するPDE5を阻害することにより、NOの分解を阻害し平滑筋を弛緩させます。
- これにより、下部尿路組織における血流及び酸素供給が増加し、前立腺肥大症に伴う排尿障害の症状が緩和されるものと考えられています。
- 従来バイアグラなどのホスホジエステラーゼPDE5阻害薬はNOの分解を阻止し陰茎海綿体の平滑筋を緩ませ血流促進させることで勃起させることから勃起不全治療薬として使用されていますが、もとは尿道や前立腺の平滑筋弛緩作用もあることから前立腺肥大薬として開発されました。

副交感神経刺激薬

- 可逆的かつ持続的なコリンエステラーゼ阻害作用により排尿筋の収縮力を強化し、前立腺部尿道で尿の通過を改善します。
- コリン作動性クリーゼ(呼吸困難を伴い、人工呼吸を要するような、アセチルコリン過剰状態の急性悪化状態)に注意が必要です。

12-2 過活動膀胱治療薬

特徴

過活動膀胱は尿意切迫感（急に排尿したくなり、これ以上我慢すると漏らしてしまいそうになること）を有し、通常これに頻尿（1日8回以上排尿すること）および夜間頻尿（睡眠時間中に1回以上排尿に起きること）を伴い、切迫性尿失禁（排尿したくなってすぐに我慢できずに失禁してしまうこと）を伴うこともあれば伴わないこともある状態と言われています。

〈ポイント〉

- 過活動膀胱症状
  ①尿意切迫感　②頻尿、夜間頻尿　③切迫性尿失禁（必ずではない）

分類	一般名	主な商品名	特徴
膀胱平滑筋直接作用薬	フラボキサート塩酸塩	ブラダロン	
抗コリン薬	オキシブチニン塩酸塩	ポラキス	過活動膀胱の適応なし
	プロピベリン塩酸塩	バップフォー	
	酒石酸トルテロジン	デトルシトール	非選択性
	コハク酸ソリフェナシン	ベシケア	M_3選択性
	イミダフェナシン	ウリトス ステーブラ	M_3選択性
β_3受容体刺激薬	ミラベグロン	ベタニス	

> 〈ポイント〉
> - 過活動膀胱の第１選択薬は抗コリン剤。
>   口渇・口内乾燥感や緑内障患者への投与に注意。
> - $β_3$受容体刺激薬は抗コリンと作用機序が異なり副作用も少ない。

膀胱平滑筋直接作用薬

- 直接、膀胱の筋肉収縮を抑制したり筋肉を緩めることで膀胱容量を増大させ、排尿反射を抑制します。抗コリン薬に比べるとその効果は劣りますが、副作用も抗コリン薬に比べて少ないです。

抗コリン薬

- 過活動膀胱の第１選択薬として使用されています。
- 抗コリン薬はムスカリン受容体の遮断作用により効果を発揮しますが、受容体の選択性により作用が異なります。
- 膀胱にはM_2・M_3が分布していますが膀胱平滑筋の直接収縮にはM_3受容体が主であると言われています。
- M_3選択性の高いのはイミダフェナシン・コハク酸ソリフェナシンで、M_2選択性が低いため心臓への影響が少ないのですが、M_3受容体遮断による口内乾燥感の副作用の頻度が高いので注意が必要です。
- コハク酸ソリフェナシンは唾液腺に比べて膀胱に選択性が高いためイミダフェナシンより口内乾燥感の副作用は出にくいと言われています。
- 酒石酸トルテロジンは非選択的ですが、膀胱への組織移行性が高いため心臓への影響や口内乾燥感も少なく、分子量が大きいため血液脳関門（ＢＢＢ）の通過も低いので認知機能への影響が少ない高齢者に使いやすい薬剤です。

- 抗コリン作用（＋）のため緑内障患者への投与は注意が必要です。

β_3受容体刺激薬

- 膀胱平滑筋のβ_3受容体を刺激することで膀胱を弛緩し、膀胱に蓄えられる尿量を増やします。
- また排尿期の膀胱収縮力に影響を及ぼしにくいため残尿量には影響しないと言われています。
- 抗コリン薬と作用機序が違うため副作用が軽減されています。

第13章

眼科系に作用する薬剤

13-① 緑内障治療薬

> **特 徴**
>
> ● 通常、毛様体の上皮細胞から房水が分泌され、角膜や水晶体への栄養補給と代謝産物の除去を行い、眼球内の圧力を一定（正常の眼圧は10〜20mmHg）に保っています。
> ● 緑内障は房水の産生と排泄のバランスが崩れて眼内圧が亢進し、視野が欠損する疾患で、一度視神経が障害されると元には戻らないため、早めの治療が大切です。

閉塞隅角緑内障

- 房水の出口である隅角が虹彩によってふさがれ、水晶体と虹彩の間が狭くなり、房水が抜けにくくなることで眼圧が上昇するのが閉塞隅角緑内障です。
- 「緑内障に禁忌」とされる薬物がありますが、特にこの閉塞隅角緑内障では薬物が引き金になり、急激な眼圧上昇を起こす急性緑内障発作（眼痛、頭痛、吐き気などの激しい自覚症状。眼圧は50mmHg、極端な場合は100mmHg）を起こすことがあるので注意が必要です。
- 治療が遅れると失明することもあります。
- 片目だけに起こるのが特徴です。

開放隅角緑内障

- 隅角は開いていますが、房水排出路の一つである線維柱帯とその奥にあるシュレム管が目詰まりを起こし、うまく房水が流出されないために眼圧が上昇するのが開放隅角緑内障で、全体の約90％を占めます。

- 開放隅角緑内障のうち、眼圧が正常範囲にありながら、視神経乳頭変化と視野変化が起こるのが正常眼圧緑内障です。
- 視神経の血液循環の悪化、遺伝や免疫、ストレス等により通常では緑内障を起こさない程度の眼圧でも視神経が障害されるのではないかと考えられています。
- 日本人の6割はこのタイプで加齢や近視もリスク要因であると考えられています。

その他

- 糖尿病や網膜症では新生血管で隅角がふさがれて眼圧が高くなり、白内障やぶどう膜炎では炎症により眼圧が高くなります。
- また、眼球を強く打つと、虹彩の付け根が眼球壁からはずれ、線維柱帯の機能が悪くなって眼圧が上昇します。
- 薬物ではステロイド薬の長期点眼で閉塞性の隅角障害を起こすことがあるため特に注意が必要です。

作用		薬品名	主な商品名
プロスタグランジン系製剤	プロストン系	イソプロピルウノプロストン	レスキュラ点眼液
	プロスト系	ラタノプロスト	キサラタン点眼液
		トラボプロスト	トラバタンズ点眼液
		タフルプロスト	タプロス点眼液
		ビマトプロスト	ルミガン点眼液
交感神経遮断薬	β遮断薬	チモロールマレイン酸塩	チモプトール・XE点眼液
			リズモンTG点眼液
		ベタキソロール塩酸塩	ベトプティック・エス懸濁点眼液
		カルテオロール塩酸塩	ミケラン点眼液
			ミケランLA点眼液
	αβ遮断薬	ニプラジロール	ハイパジールコーワ点眼液
		レボブノロール塩酸塩	ミロル点眼液
	α遮断薬	ブナゾシン塩酸塩	デタントール点眼液
		アプラクロニジン塩酸塩	アイオピジンUD点眼液
炭酸脱水酵素阻害薬		ドルゾラミド塩酸塩	トルソプト点眼液
		ブリンゾラミド	エイゾプト懸濁性点眼液
Rhoキナーゼ阻害薬		リパスジル塩酸塩水和物	グラナテック点眼液
配合剤		ラタノプロスト・チモロールマレイン酸塩	ザラカム配合点眼液
		トラボプロスト・チモロールマレイン酸塩	デュオトラバ配合点眼液
		ドルゾラミド塩酸塩・チモロールマレイン酸塩	コソプト配合点眼液

緑内障治療薬の作用機序

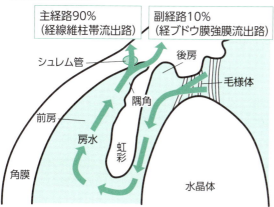

交感神経刺激薬:繊維柱体のβ受容体を刺激して房水の流出を促進

副交感神経刺激薬:毛様体筋を収縮させ縮瞳を起こして、繊維柱体の間隙を拡大させることにより房水排出を促進

PG系薬剤:縮瞳や散瞳を起こさないでぶどう膜強膜流出路からの房水流出を促進

$α_1・α_1/β$遮断薬・交感神経刺激薬:$α_1$遮断作用によりぶどう膜強膜からの房水流出を促進

炭酸脱水素酵素阻害薬:毛様体上皮にある炭酸脱水素酵素を抑制して房水産生を抑制

$β・α_1/β・α_2$遮断薬:毛様体上皮のβ受容体遮断することにより房水産生を抑制

〈ポイント〉

- 緑内障治療薬はプロスタグランジン系製剤のプロスト系薬が第1選択薬。次いでβ遮断薬・炭酸脱水酵素阻害薬の3種が主に使用されます。
- 治療は単剤から開始するのが原則ですが、1剤のみでは眼圧をコントロールできない場合は複数の薬剤を併用します。

プロスタグランジン系製剤

- PG系薬は房水産生量や繊維柱体流出量に影響されることなくプロスタノイド(FP)受容体を介してブドウ膜強膜流出路からの房水量を増大させることで眼圧を下げます。
- プロスト系は特にFP受容体への親和性が高く強力な眼圧低下作

用を示します。
- 以前はβ遮断薬が緑内障治療の中心でしたが、近年、強力な眼圧低下作用と安全性の面からＰＧ系のプロスト系薬が第１選択薬となっています。
- プロスト系薬は全身作用の副作用は少ないものの、睫毛が濃くなったり眼瞼の色素沈着の頻度が多く報告されているため、点眼後の洗顔や眼周囲のふき取りの指導をしっかり行う必要があります。

β遮断薬

- 毛様体のβ受容体を遮断することにより房水再生を抑制します。
  眼圧は日中に（交感神経優位のため房水産生↑のため）高くなり夜間は（交感神経↓で房水産生も↓のため）低くなります。
- β遮断薬は交感神経に作用することから眼圧効果は日中に高くなり夜間は低くなるため、１日１回のβ遮断薬は朝の使用が推奨されています。

〈持続性β遮断薬の特徴〉

- リズモンＴＧ：熱応答（ゲル基剤：メチルセルロース）
  点眼後、体温で温度が上がる（34度）と徐々にゲル化してきます。常温で固まってしまっても、可逆性なので、また冷蔵庫で冷やしてから使えば大丈夫です。
- チモプトールＸＥ：イオン応答（ゲル基剤：ジェランガム）
  点眼後、涙の中のNaと反応して瞬時にゲル化します。瞬時にゲル化するため、霧視が起こりやすすので注意しましょう。涙の量が少ない人は注意が必要です。

β遮断薬は眼圧効果作用が強くすべての緑内障に使用できますが、ベタキソロール塩酸塩以外、気管支喘息・気管支痙攣・重篤な慢性閉

塞性肺疾患・コントロール不十分な心不全・洞性除脈・房室ブロック（Ⅱ・Ⅲ度）、心原性ショックのある患者には禁忌となっているため注意が必要です。

炭酸脱水酵素阻害薬

- 毛様体上皮細胞にある炭酸脱水酵素を阻害することで房水の産生を抑制します。
- ブリンゾラミドはドルゾラミド塩酸塩より炭酸脱水酵素に対する結合力能が高いため長時間作用します。（ブリンゾラミドは1日2回・ドルゾラミド塩酸塩は1日3回）眼圧降下作用はＲＧ系薬やβ遮断薬よりやや劣るため、併用されることの多い薬剤です。
- またドルゾラミド塩酸塩はpH5.5～5.9と酸性のため点眼時にしみる等の刺激感を伴う場合があり、ブリンゾラミドは懸濁液であり、点眼後に成分が徐々に涙液に溶解するため、点眼後の霧視を伴う場合があるため注意が必要です。

α1受容体作動薬

- ブナゾシン塩酸塩はα_1遮断作用によりぶどう膜強膜流出路からの房水流出を促進することで眼圧を下げます。
- β遮断薬に比べて作用は劣りますが、禁忌や全身性の副作用が少ないため第2・第3選択薬として併用されることが多い薬剤です。
- アプラクロニジン塩酸塩はα_2受容体刺激により房水産生を抑制します。適応はレーザー治療後の眼圧を下げる目的でのみとなっています。

Rhoキナーゼ阻害薬

- リパスジル塩酸塩水和物は、既存の緑内障治療薬と異なる新しい作用機序を有する日本で開発された薬剤であり、2014年9月に発売された薬です。

- 毛様体筋、線維柱帯などにある低分子量G蛋白質であるRhoと結合するセリン・スレオニン蛋白リン酸化酵素であるRhoキナーゼを阻害し、線維柱帯・シュレム管を介した主流出路からの房水流出を増加させることによって、眼圧を下げます。
- 他の緑内障治療薬で効果不十分または副作用等で使用できない場合にのみ併用することができます。
- 点眼後に一過性に結膜充血を起こしやすいため注意が必要です。

索　引

あ

- アーチスト　127
- アイオピジンＵＤ点眼液　250
- アカルボース　73
- アクトネル　95
- アサコール　182
- アザルフィジン　17
- アジスロマイシン　7
- アシノン　163
- アジルサルタン　114
- アジルバ　114
- アスパラ-ＣＡ　98
- アスピリン　42, 104
- アズマネックス　139
- アセトアミノフェン　45
- アゼプチン　53
- アゼラスチン　53
- アゾセミド　123
- アテノロール　128
- アドソルビン　172
- アトルバスタチン　83
- アナストロゾール　21
- アバプロ　114
- アピドラ注　58
- アプラクロニジン塩酸塩　253
- アベロックス　10
- アボルブ　240
- アマンタジン　230
- アミティーザ　167
- アムロジピン　111
- アモバン　194
- アラセプリル　119
- アリセプト　232
- アリピプラゾール　210
- アリミデックス　21
- アルサルミン　164
- アルダクトンＡ　123
- アルファカルシドール　97
- アルファロール　97
- アレグラ　53
- アレジオン　53
- アレロック　53
- アレンドロン　95
- アロチノロール　128
- アロマシン　21
- アンブロキソール塩酸塩　151

い

- イグザレルト　102
- イコサペント酸　104
- イトプリド　175
- イプラグリフロジン　77
- イマチニブ　21, 33
- イミダフェナシン　244
- イミダプリル　117, 118
- イミプラミン　214
- イルベサルタン　114
- イレッサ　21, 32
- インヴィガ　209
- インダカテロールマレイン酸塩　145, 146
- インダパミド　123
- インデラル　128

索 引

インヒベース…………………… 119

う
ウインタミン………………… 205
ウイントマイロン………………… 10
ウラピジル…………………… 240
ウルソ………………………… 185
ウルソデオキシコール酸……… 185
ウルティブロ吸入用カプセル… 146

え
エイゾプト懸濁性点眼液……… 250
エースコール………………… 119
エカードHD………………… 124
エカードLD………………… 124
エキセメスタン…………………21
エゼチミブ……………………85
エソメプラゾール…………… 161
エチゾラム…………………… 201
エチドロン……………………95
エディロール…………………97
エトスクシミド……………… 223
エトドラク……………………43
エナラプリル………… 117, 118
エバスチン……………………53
エバステル……………………53
エパデール……………………90
エバミール…………………… 195
エピナスチン…………………53
エビリファイ………………… 210
エブランチル………………… 240
エプレレノン………………… 123
エメダスチン…………………53
エリスロマイシン……………… 7
エルシトニン…………………96
エルシトニン注………………96

エルデカルシトール……………97
エルロチニブ……………………32
エンタカポン………………… 229
エンパグリフロジン……………77

お
オーキシス…………………… 145
オキサトミド……………………53
オゼックス………………………10
オテラシルカリウム………… 21, 23
オドリック…………………… 119
オフロキサシン…………………10
オランザピン………………… 209
オルベスコ…………………… 138
オルメサルタン……………… 114
オルメテック………………… 114
オロパタジン……………………53
オンブレス…………………… 145

か
ガスモチン…………………… 175
カナグリフロジン………………77
カナグル…………………………77
ガナトン……………………… 175
カバサール…………………… 226
ガバペンチン………………… 224
カプトプリル………………… 119
カペシタビン………………… 21, 23
カベルゴリン………………… 226
カモスタットメシル酸塩……… 188
ガランタミン臭化水素酸塩…… 232
カルシトリオール………………97
カルデサルタン……………… 114
カルバマゼピン……………… 222
カルベジロール……………… 127

索 引

き
- キサラタン点眼液 ……………… 250
- ギメラシル ……………………… 21, 23
- キュバール ……………………… 138

く
- クアゼパム ……………………… 196, 197
- クエチアピンフマル酸塩 ……… 210
- グラナテック点眼液 …………… 250
- クラビット ………………………… 10
- クラリスロマイシン ……………… 7
- クラリチン ………………………… 53
- グリクラジド ……………………… 68
- グリコピロニウム臭化物 … 144, 146
- クリノフィブラート ……………… 86
- グリベック ……………………… 21, 33
- グリメピリド ……………………… 68
- クレストール ……………………… 83
- クロザピン ……………………… 210
- クロザリル ……………………… 210
- クロナゼパム …………………… 223
- クロバザム ……………………… 224
- クロフィブラート ………………… 86
- クロルプロマジン塩酸塩 ……… 205

け
- ケトチフェン ……………………… 53
- ケノデオキシコール酸 ………… 185
- ゲフィチニブ …………………… 21, 32
- ケルロング ……………………… 128

こ
- コスパノン ……………………… 179
- コデインリン酸塩 ……………… 149
- コデインリン酸塩水和物 ……… 149
- コハク酸ソリフェナシン ……… 244
- コバシル ………………………… 118
- コレキサミン ……………………… 89
- コントミン ……………………… 205

さ
- サイトテック …………………… 164
- ザジテン …………………………… 53
- サラゾスルファピリジン …… 17, 182
- サルタノールインヘラー ……… 141
- ザルティア ……………………… 240
- サルブタモール硫酸塩 ………… 141
- サルポグレラート ……………… 105
- サルメテロールキシナホ酸塩 … 139
- 酸化マグネシウム ……………… 167

し
- ジアゼパム ……………………… 202
- シーブリ ………………………… 144
- シタグリプチン …………………… 71
- ジピリダモール ………………… 105
- ジプレキサ ……………………… 209
- シムビコート …………………… 140
- ジャディアンス …………………… 77
- ジョサマイシン …………………… 7
- シラザプリル …………………… 119
- ジルチアゼム …………………… 111
- ジルテック ………………………… 53
- シロスタゾール ………………… 104
- シンバスタチン …………………… 83

す
- スーグラ …………………………… 77
- ステント …………………………… 32
- ステーブラ ……………………… 244
- ストガー ………………………… 162
- スニチニブ ………………………… 32
- スパカール ……………………… 179
- スピリーバ ……………………… 144

索 引

スピロノラクトン ………………… 123
スプリセル ………………………… 33
スボレキサント …………………… 199

せ
セタプリル ………………………… 119
ゼチーア …………………………… 85
セチリジン ………………………… 53
セララ ……………………………… 123
セリプロロール …………………… 128
セルシン …………………………… 202
セルテクト ………………………… 53
セレキノン ………………………… 175
セレギリン塩酸塩 ………………… 229
セレクトール ……………………… 128
セレコキシブ ……………………… 44
セレコックス ……………………… 43
セレベントロタディスク ………… 139
ゼローダ …………………………… 21
セロクエル ………………………… 210
セロケン …………………………… 128

そ
ゾニサミド …………………… 222, 229
ゾピクロン ………………………… 196
ソラフェニブ ………………… 21, 32
ゾルピデム ………………………… 196

た
ダイアート ………………………… 123
ダイドロネル ……………………… 95
タケプロン ………………………… 161
ダサチニブ ………………………… 33
タシグナ …………………………… 33
タダラフィル ……………………… 240
タナトリル ………………………… 118
ダパグリフロジン ………………… 77

タモキシフェン ……………… 21, 26
タリオン …………………………… 53
タリビッド ………………………… 10
タルセバ …………………………… 32
炭酸リチウム ……………………… 217
タンナルビン ……………………… 172
タンニン酸アルブミン …………… 172

ち
チオトロピウム臭化物水和物 … 144
チノ ………………………………… 185
チバセン …………………………… 119
チモプトールＸＥ ………………… 252

て
ティーエスワン …………………… 21
ディオバン ………………………… 114
テガフール …………………… 21, 23
デキストロメトルファン臭化
　水素塩水和物 …………………… 150
デジレル …………………………… 215
デタントール点眼液 ……………… 250
テノーミン ………………………… 128
デパス ……………………………… 201
デベルザ …………………………… 77
テモカプリル ……………………… 119
デュタステリド …………………… 240
テルミサルタン …………………… 114
天然ケイ酸アルミニウム ………… 172

と
トコフェロール …………………… 89
トシリズマブ ………………… 30, 32
トスフロキサシントシル ………… 10
ドネペジル塩酸塩 ………………… 232
ドパストン ………………………… 226
トピラマート ……………………… 225

索　引

トフラニール	214
トホグリフロジン	77
ドラール	195
トラスツズマブ	30
トラセミド	123
トラゾドン塩酸塩	215
トランドラプリル	119
トリクロルメチアジド	123
トリヘキシフェニジル	230
トリメプチン	175
トルソプト点眼液	250
ドルゾラミド塩酸塩	253
トレシーバ注	60
トレドミン	216
トレピブトン	179
ドロキシドパ	230

な
ナテグリニド	69
ナトリックス	123
ナリジクス	10

に
ニコモール	89
ニザチジン	163
ニセリトロール	89
ニフェジピン	111
ニポラジン	53
乳酸カルシウム	98
ニューロタン	114
ニロチニブ	33

ね
ネキシウム	161
ネクサバール	21
ネクサバール	32

の
ノボラピッド注	58
ノボリンN注	59
ノルバデックス	21
ノルフロキサシン	10

は
ハイペン	43
バクシダール	10
パリエット	161
パリペリドン	209
バルサルタン	114
パルミコート	138
バロプロ酸Na	222

ひ
ピオグリタゾン	67
ビオフェルミン	170
ピコスルファートNa	167
ビソプロロール	127
ピタバスタチン	83
ヒドロクロロチアジド	123
ビノグラック	86
ヒューマリンN注	59
ヒューマログN注	59
ヒューマログ注	58
ビルダグリプチン	71

ふ
フェキソフェナジン	53
フェニトイン	223
フェノバルビタール	223
フェノフィブラート	86
フェマーラ	21
フォサマック	95
フォシーガ	77
フォルテオ皮下注	94

索 引

ブシラミン ……………………………… 17
ブスコパン ……………………………… 178
ブチルスコポラミン臭化物 …… 178
ブデソニド ……………………………… 140
ブナゾシン塩酸塩 ……………………… 253
プラザキサ ……………………………… 102
プラバスタチン ………………………… 83
ブリンゾラミド ………………………… 253
フルイトラン …………………………… 123
フルタイドエアー ……………………… 138
フルタイドロタディスク …… 138
フルティフォーム ……………………… 141
フルバスタチン ………………………… 83
プレドニゾロン ………………………… 47
プレドニン ……………………………… 47
プレミネント配合錠ＬＤ ……… 124
プロカテロール塩酸塩水和物 … 141
フロセミド ……………………………… 123
プロテカジン …………………………… 162
ブロナンセリン ………………………… 209
プロプラノロール ……………………… 128
プロプレス ……………………………… 114
フロプロピオン ………………………… 179
プロマック ……………………………… 164

へ

ベザトール ……………………………… 86
ベザフィブラート ……………………… 86
ベシケア ………………………………… 244
ベタキソロール ………………………… 128
ベナゼプリル …………………………… 119
ベネット ………………………………… 95
ベポタスチンベシル …………………… 53
ベラプロストナトリウム ……… 105
ベリシット ……………………………… 89

ペリンドプリル ……………… 117, 118
ペルゴリドメシル酸塩 ………… 226
ベルソムラ ……………………………… 199
ペルマックス …………………………… 226
ペロスピロン …………………………… 209
ペンタサ ………………………………… 182

ほ

ボグリボース …………………………… 73
ボナロン ………………………………… 95
ボノテオ ………………………………… 95
ポララミン ……………………………… 53
ホルモテロールフマル酸塩
 ……………………… 140, 145
ポンタール ……………………………… 42

ま

マイスリー ……………………………… 194
マプロチリン …………………………… 215
マレイン酸クロルフェニラミン … 53

み

ミカルディス …………………………… 114
ミグリトール …………………………… 73
ミコンビＡＰ …………………………… 124
ミコンビＢＰ …………………………… 124
ミソプロストール ……………………… 164
ミチグリニド …………………………… 69
ミノドロン ……………………………… 95
ミルタザピン …………………………… 216
ミルナシプラン塩酸塩 ………… 216

む

ムコソルバン …………………………… 151
ムコダイン ……………………………… 151

め

メインテート …………………………… 127
メキタジン ……………………………… 53

索 引

メサラジン	181	リスペリドン	209
メジコン	150	リズモンTG	252
メトトレキサート	16	リセドロン	95
メトプロロール	128	リツキシマブ	30, 31
メトホルミン	65	リパスジル塩酸塩水和物	253
メバロチン	83	リバスタッチパッチ	232
メプチンエアー	141	リバスチグミン	232
メマリー	232	リバロ	83
メマンチン塩酸塩	232	リピディル	86
メロキシカム	43	リピトール	83
		リフレックス	216

も

モービック	43	リポクリン	86
モキシフロキサシン	10	リポバス	83
モサプリド	175	リマチル	17
		リンコデ	149

ゆ

ユベラN	89	リン酸水素カルシウム	98

ら

る

ラシックス	123	ルーラン	209
ラタノプロスト	250	ルジオミール	215
ラックビーN	170	ルセオグリフロジン	77
ラフチジン	162	ルセフィ	77
ラベプラゾール	161	ルビプロストン	167
ラメルテオン	198	ルプラック	123
ラモトリギン	224		

れ

ランサップ	158	レスリン	215
ランソプラゾール	161	レトロゾール	21
ランタス注	60	レニベース	118
ランピオン	158	レパグリド	69

り

リーマス	217	レベチラセタム	225
リカルボン	95	レベミル注	60
リクシアナ	102	レボフロキサシン	10
リシノプリル	119	レミカット	53
リスパダール	209	レミニール	232
		レルベア	141

261

索引

ろ

ローコール……………………83
ロカルトロール………………97
ロキソニン……………………41
ロキソプロフェンNa …………41
ロサルタン………………… 113, 114
ロスバスタチン………………83
ロゼレム…………………… 198
ロナセン…………………… 209
ロペミン…………………… 172
ロペラミド塩酸塩……………… 172
ロラタジン……………………53
ロラメット………………… 195
ロルメタゼパム………………… 196
ロンゲス…………………… 119

わ

ワーファリン……………… 102

アルファベット

ＥＰＡ…………………………90
Ｌ-アスパラギン酸カルシウム…98
Ｌ-カルボシステイン………… 151
ＮＰＬ製剤……………………59

数字

5-アミノサリチル酸………… 181

水田　尚子（みずた　なおこ）
株式会社ファーコス　採用促進室　次長（薬剤師）。
1984年東邦大学薬学部薬学科卒業後、製薬メーカーの品質管理責任者を経て、保険薬局設立。2007年より株式会社ファーコスにて、エリアマネージャー、社内外の教育部署を経て、2013年4月より採用担当。
研修認定薬剤師、認定実務実習指導薬剤師。

池田　由紀（いけだ　ゆき）
株式会社ファーコス　薬局薬剤師。
1998年城西大学薬学部薬学科卒業後、製薬メーカーの学術部を経て、東京・新潟・埼玉の保険薬局にて研修教育に携わりながら保険薬剤師として勤務。
現在、二人の育児をしながらママ薬剤師として活躍中。

類似薬の選択　コンパクトブック
（るいじやく　せんたく）

2016年1月10日　初　版　第1刷発行

編 著 者	水　田　尚　子	
発 行 者	斎　藤　博　明	
発 行 所	TAC株式会社　出版事業部	
	（TAC出版）	

〒101-8383 東京都千代田区三崎町3-2-18
電話 03(5276)9492（営業）
FAX 03(5276)9674
http://www.tac-school.co.jp

組　　版	株式会社　グ ラ フ ト	
印　　刷	今 家 印 刷 株 式 会 社	
製　　本	東 京 美 術 紙 工 協 業 組 合	

© Naoko Mizuta 2016　　Printed in Japan　　ISBN 978-4-8132-6197-1
落丁・乱丁本はお取り替えいたします。

本書は、「著作権法」によって、著作権等の権利が保護されている著作物です。本書の全部または一部につき、無断で転載、複写されると、著作権等の権利侵害となります。上記のような使い方をされる場合、および本書を使用して講義・セミナー等を実施する場合には、小社宛許諾を求めてください。

視覚障害その他の理由で活字のままでこの本を利用できない人のために、営利を目的とする場合を除き「録音図書」「点字図書」「拡大写本」等の製作をすることを認めます。その際は著作権者、または、出版社までご連絡ください。

TAC出版 書籍のご案内

TAC出版では、資格の学校TAC各講座の定評ある執筆陣による資格試験の参考書をはじめ、
資格取得者の開業法や仕事術、実務書、ビジネス書、一般書などを発行しています！

TAC出版の書籍

資格試験の参考書	
● 日商簿記	● 証券アナリスト
● 建設業経理検定	● FP技能士
● 全経上級	● 社会保険労務士
● 公認会計士	● 行政書士
● 税理士	● 公務員 地方上級・国家一般職(大卒程度)
● 中小企業診断士	● 公務員 地方初級・国家一般職(高卒程度)
● 不動産鑑定士	● 情報処理技術者
● 宅地建物取引主任者	● Microsoft Office Specialist
● マンション管理士	● CompTIA
● 管理業務主任者	ほか

実務書
● 資格取得者の開業法、仕事術、営業術
● 会計実務、税法、税務、経理、総務、労務、人事　　　　　　　　　　　　　　　ほか

ビジネス書・一般書
● 経営者、および起業を目指す人向けの本
● 一般ビジネスマン対象の、ビジネス読み物、ビジネスノウハウ
● 一般の方対象の年金、株、不動産などの実用書　　　　　　　　　　　　　　　ほか

ラインナップ、ご購入 ほか

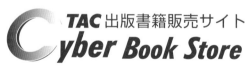

TAC出版書籍販売サイト
Cyber Book Store

http://bookstore.tac-school.co.jp/

- TAC書籍のラインナップを全て掲載
- 「ちょっと見！」(体験コーナー)で、書籍の内容をチェック
- 会員登録をすれば特典満載！ 登録費や年会費などは一切不要 会員限定のキャンペーンあり 1冊のご注文でも送料無料
- 刊行予定や法改正レジュメなど役立つ情報を発信

TAC出版

ご購入は、全国書店、大学生協、TAC各校書籍コーナー、
TACの販売サイト「サイバーブックストア」(http://bookstore.tac-school.co.jp/)、
TAC出版注文専用ダイヤル ☎0120-67-9625 平日9:30〜17:30)まで

お問合せ、ご意見・ご感想は下記まで
郵送：〒101-8383 東京都千代田区三崎町3-2-18
TAC株式会社出版事業部
FAX：03-5276-9674
インターネット：左記「サイバーブックストア」

(平成26年4月現在)